U0346274

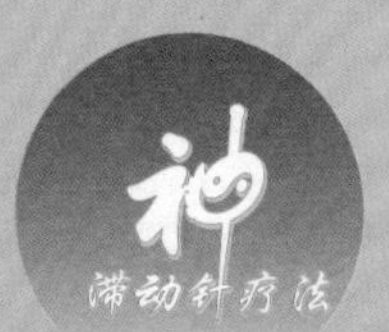
神
滞动针疗法

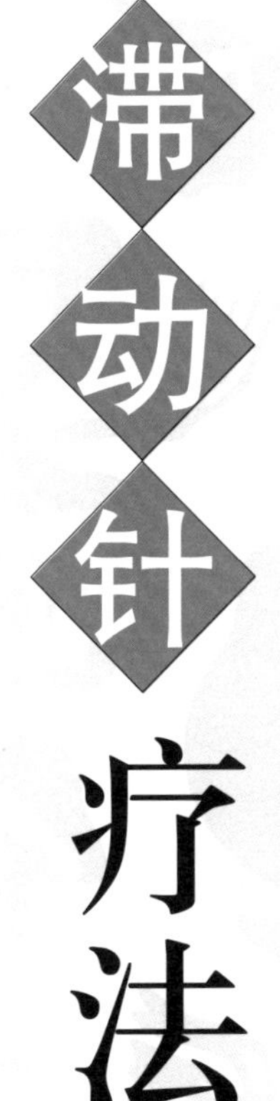

滞动针疗法

李振全 著

中国中医药出版社
·北京·

图书在版编目（CIP）数据

滞动针疗法/李振全著. — 北京：中国中医药出版社，2016.1（2020.10 重印）

ISBN 978-7-5132-2915-9

Ⅰ.①滞… Ⅱ.①李… Ⅲ.①针灸疗法 Ⅳ.①R245

中国版本图书馆CIP数据核字(2015)第267023号

中国中医药出版社出版

北京经济技术开发区科创十三街 31 号院二区 8 号楼

邮政编码 100176

传真 010 64405750

廊坊市晶艺印务有限公司印刷

各地新华书店经销

*

开本 880×1230 1/32 印张 5.5 字数 83 千字

2016 年 1 月第 1 版 2020 年10月第 5 次印刷

书号 ISBN 978-7-5132-2915-9

*

定价 49.00元

网址 www.cptcm.com

如有印装质量问题请与本社出版部调换（010-64405510）

社长热线 010 64405720

购书热线 010 64065415 010 64065413

微信服务号 zgzyycbs

书店网址 csln.net/qksd/

官方微博 http://e.weibo.com/cptcm

淘宝天猫网址 http://zgzyycbs.tmall.com

滞动针灸技术，源于中医理论，结合现代医学理念，不断发展创新，具有安全、适应症广的特点，适于普及推广。

田纪钧

2012.7

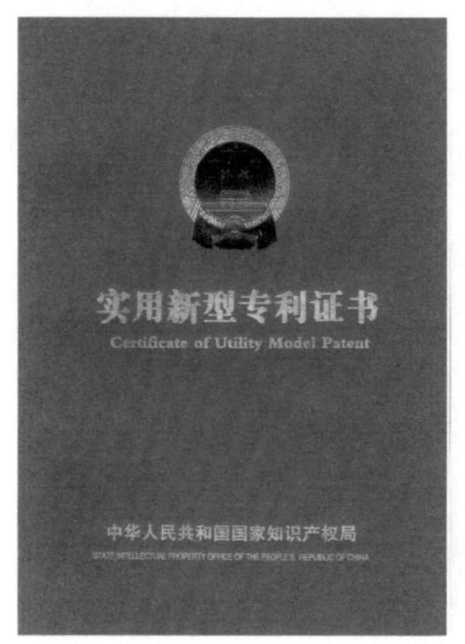

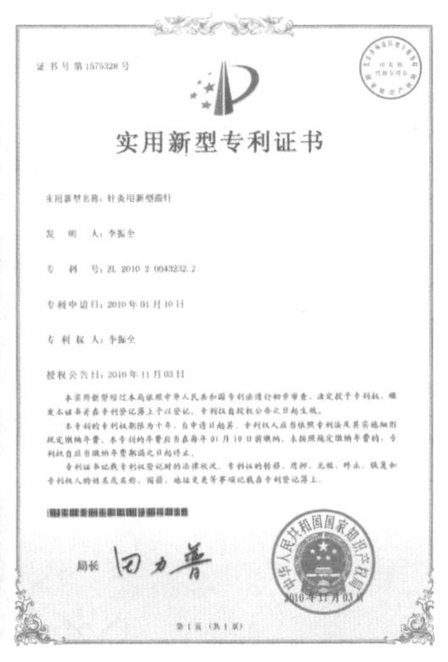

证书号第1575328号

实用新型专利证书

实用新型名称：针灸用新型滞针

发　明　人：李振全

专　利　号：ZL 2010 2 0043232.2

专利申请日：2010年01月10日

专利权人：李振全

授权公告日：2010年11月03日

本实用新型经过本局依照中华人民共和国专利法进行初步审查，决定授予专利权，颁发本证书并在专利登记簿上予以登记。专利权自授权公告之日起生效。

本专利的专利权期限为十年，自申请日起算。专利权人应当依照专利法及其实施细则规定缴纳年费。本专利的年费应当在每年01月10日前缴纳。未按照规定缴纳年费的，专利权自应当缴纳年费期满之日起终止。

专利证书记载专利权登记时的法律状况。专利权的转移、质押、无效、终止、恢复和专利权人的姓名或名称、国籍、地址变更等事项记载在专利登记簿上。

局长　田力普

中华人民共和国国家知识产权局

2010年11月03日

第1页（共1页）

滞针获国家实用新型专利证书

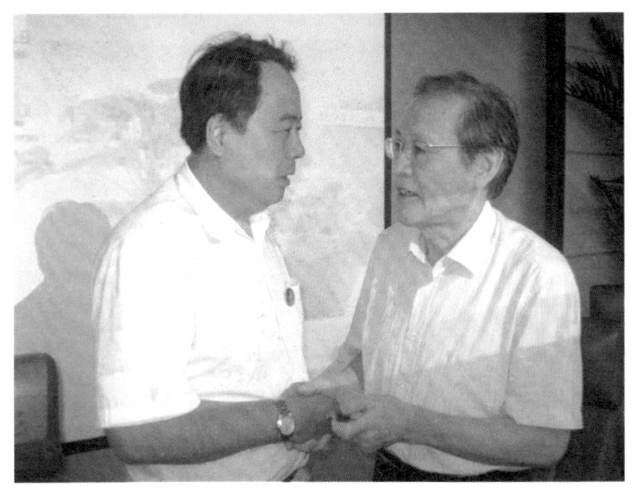

作者与田纪钧（右一）合影

（田纪钧，刃针发明人，博士生导师）

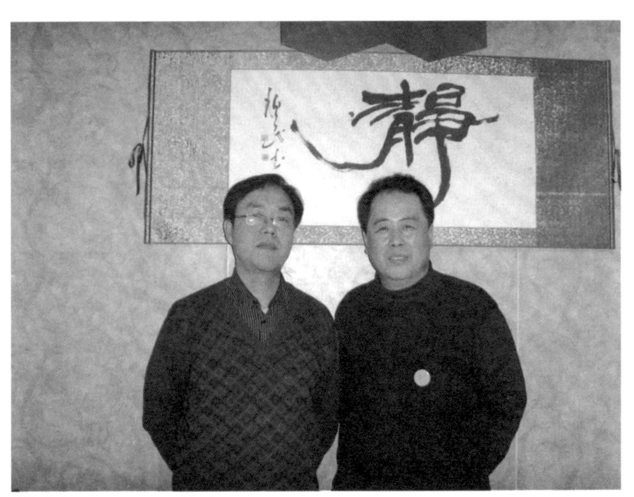

作者与赵百孝（左一）合影

（赵百孝，北京中医药大学针灸推拿学院院长、博士生导师）

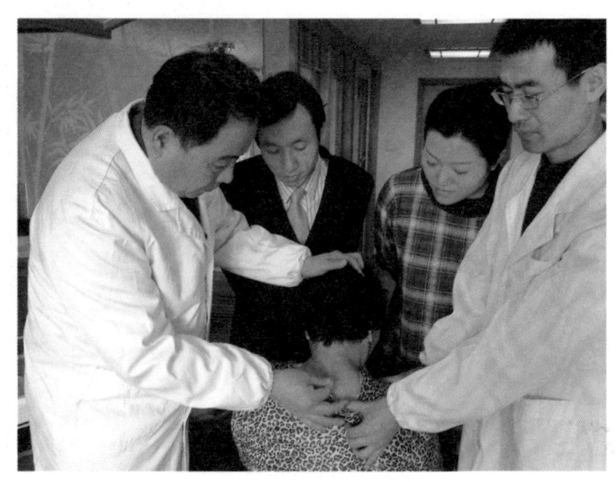

作者现场进行滞动针技术演示

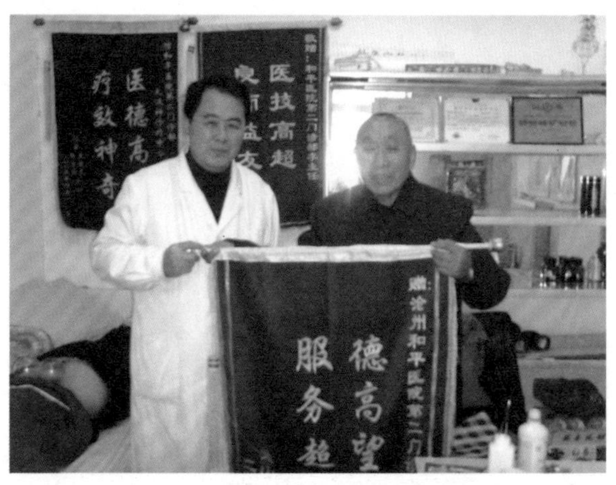

作者接受患者赠送锦旗

序

初识李振全医师，是在 2009 年中国针灸学会沈阳经筋学会成立大会上。会间休息时，见他以独特、娴熟的针治技法为参会人员演示。经过攀谈才知道这种针法是经他多年临床总结发明的新针法——滞动针疗法。为体会他新针法的针感、技法与效果，本人请他演示了网球肘的治疗，发现该针法从原理到针具、操作技法等多方面都有一定的创新性。

李振全医师，是从空军部队医院退休的一位老军医。他接触临床针灸 40 余年，近十几年来一直钻研滞动针疗法。滞动针疗法是传统中医针灸理论、技法与现代医学微创技术相结合的临床实践产物。疗法强调“以滞求动，动滞结合”的动静理论指导施针，在针具和针刺技法方面都有显著的创新和发展。尤其是在针具的改革上，在传统毫针针体上设计特殊的构造——凹槽，通过凹槽结构的特殊性，产生良好的滞针效果，增强针感、提高针刺效果。同时，基于滞动针特殊的针具，还总结出了

一系列动态施针技法，发挥激发经气、补虚泻实、调理平衡、减压松解等功效，对一些特殊的软组织病变，通过提动、牵动、颤动、摆动等动态技法，达到“针代刀”的效果。操作方便，安全有效，是对传统毫针针具和操作两方面的补充和发展。

在滞动针疗法的临床实践与探索中，李振全医师曾先后多次来北京中医药大学针灸推拿学院切磋商讨，探讨滞动针疗法的总结、完善、推广、普及的方式和途径。我特邀他参加了“北京中医药大学针灸推拿学院建院 30 周年庆典暨国际针灸技法探讨会”并做技法演示，受到与会代表和学员的广泛好评。近年来，李先生奔走四方，努力推广传授滞动针疗法，不辞辛劳，不计报酬，这种执着敬业的精神令人敬佩。

有感于李先生对针灸的真知灼见和奉献精神，四年来，本人一直支持鼓励他对滞动针疗法的整理总结工作。今闻其大作落笔付梓，欣然作序以表祝贺之意。衷心祝愿滞动针疗法迅速推广普及，不断丰富发展，成为针灸医学百花园中的一朵新的奇葩。

北京中医药大学针灸推拿学院院长、教授
中国针灸学会耳穴诊治专业委员会主任委员
中国针灸学会常务理事

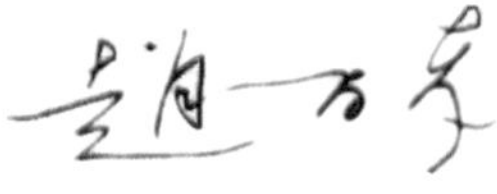

2015 年 10 月

前 言

滞动针疗法，是“滞针动态施治疗法”的简称，是应用新型专利滞针，对病灶局部或相应腧穴进行滞针操作与动态施针，达到治疗疾病目的的一种治疗方法。不仅对软组织损伤、各种颈肩腰腿痛具有显著的治疗效果，同时也可以通过对穴位的刺激，治疗内、外、妇、儿、五官各科疾病。

专利滞针在保持传统毫针外形的基础上将传统毫针针具进行以下改良：①增粗毫针针体，以便增加针体的强度与操动针时的力度。②针体表面设有多条纵行微细“凹槽”，不但具有减压功能，还扩大了针体与组织接触面积，以使摩擦力增强。在形成快速滞针的同时还具有因摩擦而产生温热效应，并易于实现动针操作等特殊功用。

滞动针疗法，是以“动静结合理论”为指导，以

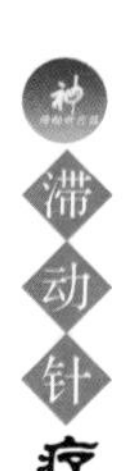

专利滞针为工具，以“静态滞针”为前提，以“动态施针”为目的的针治方法。主张：①以滞求动，动滞结合。②滞针操作与动态施针技法并用，对穴位（病灶点）、经络、气血、脏腑、阴阳施以动态平衡（生物力学）调理。③通过对固定后针体的动态操作，使滞针部位的组织产生间接的、有效的运动，在动态中获取效应，如得气效应、补泻效应、温热效应、减压松解“针代刀”效应、调理效应、平衡效应，以及施动针时产生动针波。

滞动针的操作虽然作用于一个点，但相邻的穴位、经络、组织可以同时得到激发，从而产生以点带面“张网捕鱼”的效应。同时，可根据治疗部位的需要，随时改变针体的运动方向，如针体向上、向下、向左、向右行提动等动针操作（相当于内斜与外斜刺法）。单次治疗时间只需 5 ~ 10 秒，且不留针。疗程短，一般以次为单位；使用安全、操作简便，见效迅速、疗效显著。

滞动针疗法在临床应用中注重并强调：①动态施针。一是施术者对固定在治疗部位的针体施以主动提动；二是施术者的辅助运动；三是患者的配合运动。运动中经络得以疏通，气血得以调达，脏腑功能得以调理，阴阳得以平衡；运动中松解粘连组织产生“以针代刀”功效，疾病得以治疗。②滞动结合。行滞针时要求针体滞得住；行动针时要求针体间接地动起来。以达到“以滞求动，动滞结合”的动态效应。③病灶直接施治与经络综合调理相结合，以确保近期疗效与远期疗效稳定、可靠。④发挥专利滞针多功能性作用，凸显疗法的综合效应，即平衡阴阳效应，调理气血效应，调理脏腑功能效应，消除疼痛肿胀效应，松解炎性“粘连”“结节”“条索”组织效应，解除神经、血管、交感神经节卡压效应，养生、保健、美容、减肥等效应。

希望通过本书的出版，使滞动针疗法得以广泛传播，帮助广大医务工作者从高强度的精神压力和繁重的体力劳动中解脱出来，把众多饱受病痛折磨的患者从痛苦中解救出来！

在滞动针疗法的形成和《滞动针疗法》一书的写作过程中，曾得到北京中医药大学针灸推拿学院院长、博士生导师赵百孝教授，北京军区针灸研究所所长针灸博士蒋戈利主任医师，北京中医药大学东方医院疼痛科主任丁榆生教授，白求恩军医学院原骨科主任温海涛教授，中国中医科学院针灸研究所张丽高级研究员，浮针发明人、滞动针疗法高级医学顾问符中华博

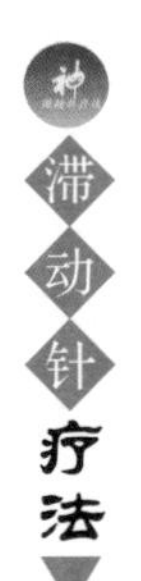

士，辽宁省辽阳县中医院院长、中医世家第五代传人张连顺主任中医师，北京十百千工程健康管理专家、副主任医师、北京永林医院院长丁会申，湖南岳阳广济医院针灸科副主任医师董炳炎，江苏省中西医结合医院针刀科主治医师徐伟，中国针灸学会培训部尹宝光主任、程华老师，北京针灸推拿协会郑道、韩帆，健康论道陶嘉、黄军装，国家二级作家吴俊泉，著名戏剧评论家冯天增，沧州国学院张宏业，广东关则荣等诸多教授、专家、老师的关心指导、支持与帮助，在此一并感谢！此外，还得到王晓红等诸多“弟子”、医生、学员的帮助，并且他们在临床应用中对滞动针疗法的有效性给予了肯定，获得了广大患者的好评。

因本人临床经验和理论水平有限，该疗法临床应用时间短，难免有诸多不足，敬请广大同仁、专家批评指正。

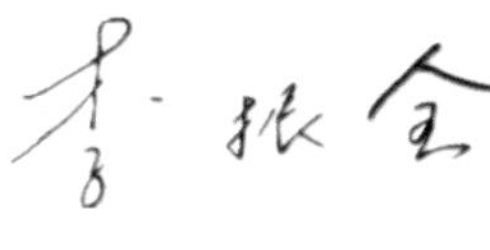

2015 年 10 月

目 录

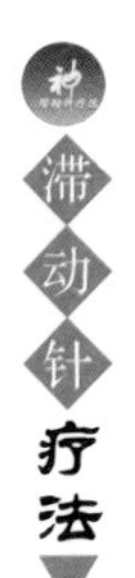

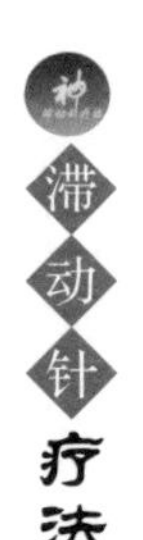

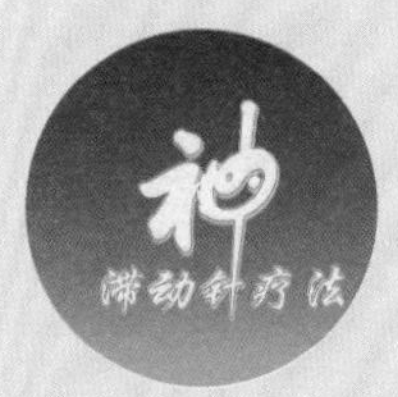
神
滞动针疗法

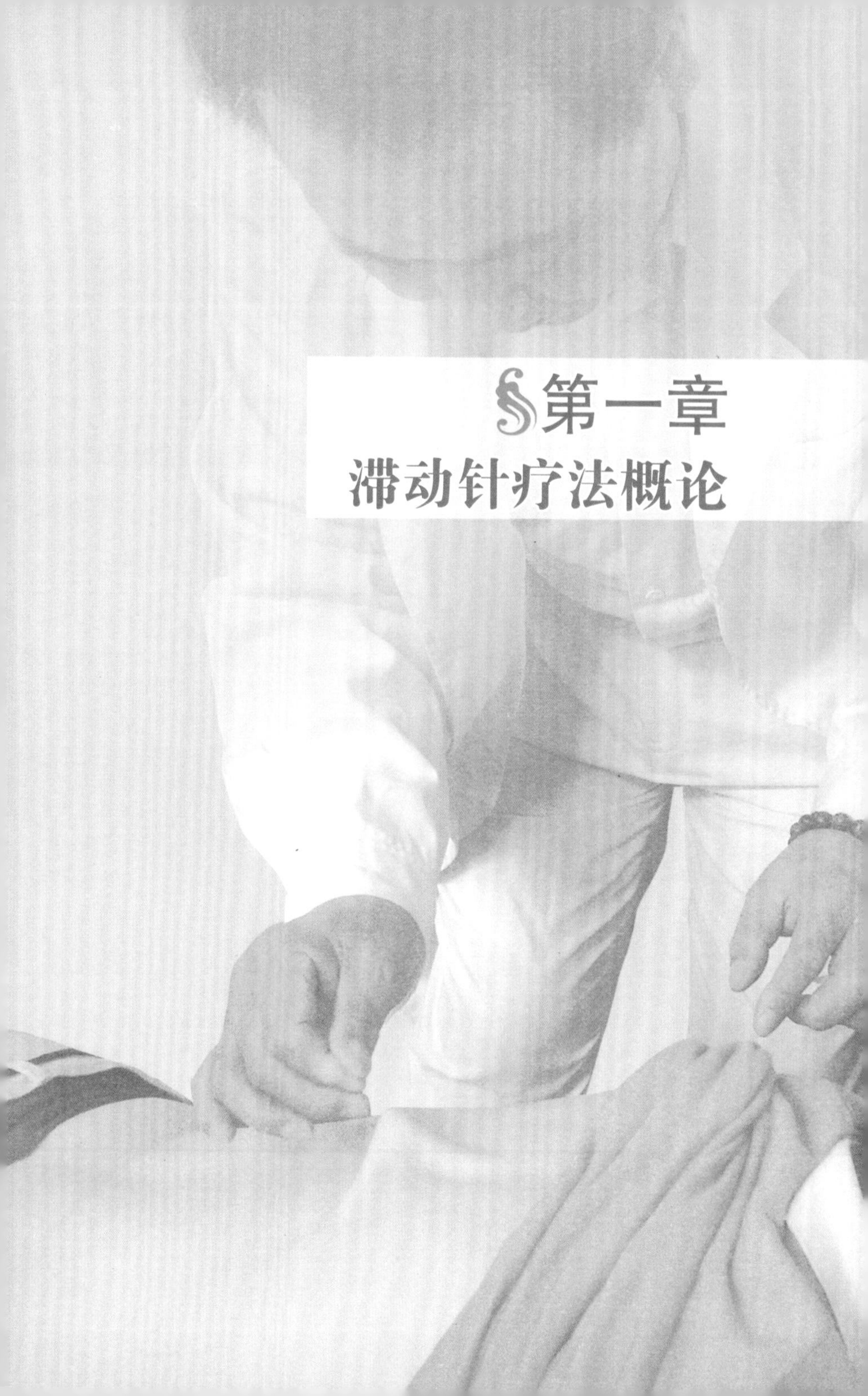

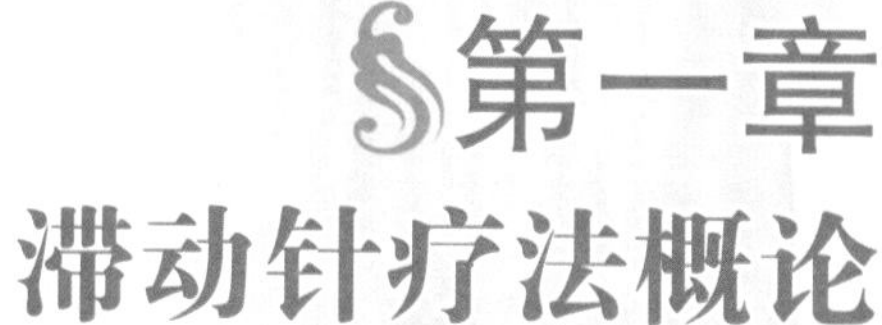

第一章 滞动针疗法概论

第一节　滞动针疗法的缘起

滞动针疗法来源于传统针法与临床实践，并借鉴刃针、钩针、松筋针、浮针、微创、推拿按摩、点穴等针具、手法、技法，兼多重治疗效应于一身。如，滞动针可以产生点效应（穴位、病灶点）、面效应（张网捕鱼）、线效应（条索、经络）及针效应（毫针）、刀效应（动态松解、减压）、深部组织按摩等。另外，还具有多角度（可行任何角度的动针）、多方位（相邻相关穴位、经络、组织的上下、左右动针）的调理与治疗效应。特别是对僵硬、肿胀、粘连、挛缩、结节组织减压减张，松解时可达到“针出结节散，痛消失”的即刻效应，可以说是传统针灸理法方术与现代医学理论、微创技术的完美结合。其产生与发展受到多方面的启发与促进。

一、滞针现象的启发

滞针是由于施针部位肌肉痉挛或患者精神紧张导致针体“插而不进，拔而不出”的一种负面现象。在滞针发生时，施针部位的肌肉呈僵硬、痉挛状态，痛感增强，严重时患者难以忍受。但在滞针发生过后，有些患者的病情、症状比治疗前明显减轻。

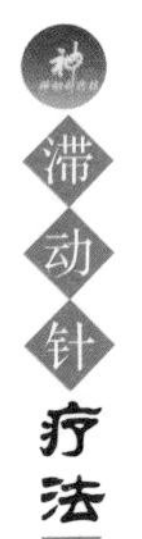

笔者经过深入思考，考虑症状缓解的原因可能与以下因素有关：①滞针时增加了对穴位、经络的刺激强度。②滞针时激发了组织、神经细胞的敏感性与兴奋性。③滞针时组织瞬间紧张，致毛细血管加压收缩；当痉挛组织缓解时，毛细血管迅速舒张。由于毛细血管的快速收缩与快速舒张，组织微循环状态得以改善，新陈代谢加速。④滞针时平衡功能得以调理与改善，或增加某些物质如内啡肽等的释放。

由此笔者得到了以下几点启发：

①滞针可以产生正效应。

②滞针可以作为治疗手段。

③滞针可以操作。

二、搬石头的启发

经络常因某些因素（外邪、内邪）致其畅通能力下降，或气血运行动力不足。经络可以看作大自然中的河流，河道不通相当于有瘀滞或石头阻塞，而只有搬开经络中的“石头”，疏通瘀滞，才能达到或实现“散寒、清瘀通络”的目的。

由此笔者得到的启发如下：

①欲散寒，需温经，治疗过程中应产生温热效应。

②欲清瘀，需疏通经络，使气血流动，即组织活性得到激发，代谢速度加快。治疗应具备快速疏通、

激发功能。

三、解疙瘩的启发

临床中我们发现，慢性软组织损伤致运动功能受限有两大病变因素（骨性除外）：①疼痛（瘀血、致痛物质的释放、代谢产物的堆积）；②软组织肿胀、僵硬、挛缩、粘连，结节与条索形成。其中软组织的肿胀、僵硬、挛缩、粘连，还有结节与条索的形成，如同在一根绳子系疙瘩，疙瘩使绳子变短，而这些病变相对使软组织变短，运动功能受限。

由此笔者得到的启发如下：

①可在病灶点（局部）直接施针，减压松解。

②治疗应复原软组织长度，恢复其正常功能。

四、高速动车的启发

高速动车和普通列车均能由甲地至达乙地，但前者的速度与效率大大高于后者。治疗应迅速打开经络通道，提高气血运行之动力，产生“高速效应”，像高速动车一样迅速解除病痛。

由此得到的启发是：动态施针，不仅要提高气血运行的动力，同时还应迅速打开经络通道，使其在较短的时间内产生或达到效应，即“快速治疗效应”。实现“针出结节散、痛消失”之目的，缩短单次治疗时

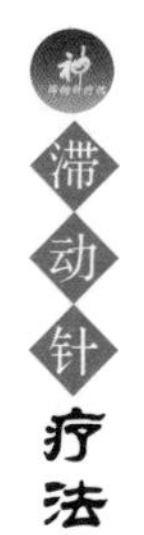

间与完整疗程。

五、“心脏跳动”的启发

心肌收缩时，动力大，压力强，气血灌注量充足；心肌舒张时，负压增加，回流血量大。

由此得到的启发如下：

①采取动态施针，可将聚积能量（生发）与释放能量（肃降）的过程同步。

②动态施针时，正压力与负压力同时增强，病灶及其周围组织血液灌注量骤增，代谢加速。

③动态施针时，由于压力差的作用，气血弥散作用加速。

六、“摩擦”的启发

当物体与另一物体沿接触面的切线方向运动或有相对运动的趋势时，在两物体的接触面之间有阻碍它们相对运动的作用力，这种力叫摩擦力。接触面之间的这种现象或特性叫“摩擦”。而摩擦的过程会产生温热效应。

由此得到的启发如下：

①滞针摩擦会产生热效应。

②动针频率会影响热效应。

③动针幅度会影响热效应。

第二节　滞动针疗法的特点

一、治疗理念

滞动针疗法的治疗理念是动态治疗，这是区别于其他疗法和产生独特疗效的关键。

动态治疗是以“动静理论”为指导，“滞针操作”为基础，“动态施针”为目的。主要强调以下几点：

1. 强调以滞求动，动滞结合，通过滞针达到“动”的目的。滞则有度，动则自如，标本兼调，补泻同步，在动态中求得阴阳平衡。

2. 强调“动针”，并通过动针操作实现在动态中“得气”。当病理现象向生理现象转化的过程中，不仅需要通畅的经络，更需要足够的气血作为能量（动力）。动态施针，因为运动频率快，动态幅度大、波及面广，气血上升快，血流灌注量增加，可在瞬间对经络产生巨大的冲击。所以，经络疏通快，能量足，效应即刻。即针即可出现皮肤红润，组织柔软，弹性、温感增强，化瘀消肿、散结等正能量效应。由于动态施针强调正能量效应的产生，所以不仅缩短了单次治疗时间与疗程，同时也提高了调理与治疗疾病的疗效。

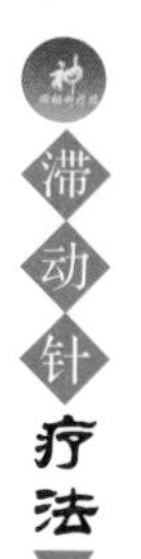

动态施针求“得气”（正能量效应）与传统意义施针求“得气”（酸麻胀痛），无论从“得气”的形式，还是“得气”的内容都有着显著的不同。

3. 强调“动针”，并通过动针操作求得在动态中“补泻”。动态上升时，即引领气血上升的过程（升清），为补；动态下降时，即促使代谢加速的过程（降浊），为泻。动态补泻，是通过动力与压力差，使气血上升的运行速度与代谢速度加快。通常补泻同步，补泻的量较容易控制。

4. 强调“动针”，并通过动针操作完成对机体生理功能的调理与疾病的有效治疗。

二、专用针具

滞动针疗法是以滞针操作为基础，因而对针具有更高的要求：①既要达到滞针目的又不损伤组织，需要解决小角度滞针问题；②既要产生滞针效应又产生减压减张、以针代刀功效。

传统毫针针体细而光滑，柔韧性好，不易折针、断针。但正是因为其针体光滑，而难以固定在治疗部位上，即使能固定，捻转针体的角度也要在720°（2～3周）以上。若捻转滞针角度过大，会造成患者痛苦感增强，并因肌纤维过度缠绕而致机体组织不同程度的损伤，严重的甚至可以把肌纤维带出体外；若捻转针体角度过小，则不容易滞针，甚至发生脱针。

笔者通过大量的临床实践，并对传统毫针的特点、功能深入研究，最终决定对毫针进行针具改良，并制作出“专利滞针”（国家实用新型技术发明专利，专利号：201020043232.2），见图 1–1。

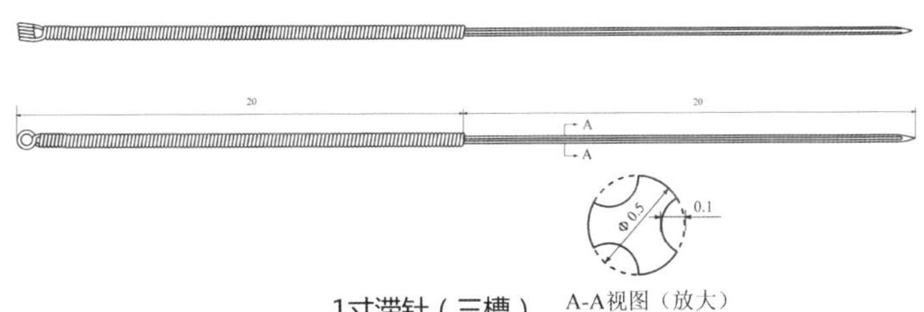

图 1–1　滞针（放大）

笔者发明的滞针以传统的粗毫针（0.4 ~ 0.50mm）为基本针具，在保持传统毫针的外形下（即针尖圆钝），在针体表面设有多条顺向细微“凹槽”，这些“凹槽”不仅有减压作用，还可以在快速滞针的同时，加大针体与机体组织的摩擦力，产生温热效应，并易于实现动针操作技术。

专利滞针的常用规格有以下几种：

（1）直径 0.40 × 40mm（1.5 寸）

（2）直径 0.45 × 50mm（2.0 寸）

（3）直径 0.45（0.50）× 75mm（3.0 寸）

专利滞针的研发成功，使滞针角度由传统毫针的

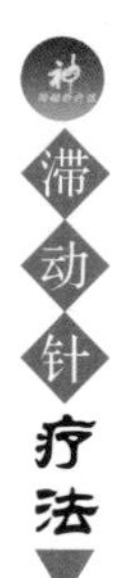

720° 以上减至 90° ~ 180° （若能把握滞针与组织受到刺激时迅速收缩的时间差，滞针的角度还可以缩小，且快速无痛）。滞针角度的改变，解决了传统毫针滞针角度大、针体固定困难、易缠绕而损伤组织的问题。在传统毫针单一行滞针术的基础上，增加了减压、减张、"以针代刀"等新的功能。减压、减张与"以针代刀"功能的增加不仅提高了对穴位、经络的激发效应，同时，在不损伤组织的情况下可以消肿散瘀，对粘连、挛缩组织进行有效松解。

三、技法特点

滞动针疗法是以专利滞针为针刺专用工具，提高了针具的安全性，以及技法的有效性和安全性。使用专利滞针行滞针操作时，是将针体固定在施针部位的组织内（大多在肌层）。行动针操作时，是通过提动或牵动固定后的针体，使组织产生间接运动。这种针体的提动或牵动看似是针体的运动，实际上是组织在运动。因此，无论是滞针操作还是动针操作，不仅是安全的，同时也是无痛的。

1．滞动针疗法以滞针操作为前提，动针操作为目的，滞针操作与动针操作几乎同时完成，以滞求动，动滞结合。

2．通过对固定后针体的动态操作，使滞针部位的组织产生间接、有效的运动。

3．动针作用于一个点时，相邻的组织同时得到激发，产生以点带面“张网捕鱼”的效应。同时，可根据治疗部位的需要随时改变针体的运动方向，向上、向下、向左、向右行提动等动针操作（相当于斜刺法）。

4．一次治疗时间只需5～10秒，且不留针。疗程短，一般以次为单位。使用安全，操作简便，起效迅捷，疗效显著。

5．滞针操作与动态施针技法并用，对穴位（病灶点）、经络、气血、脏腑施以动态平衡调理。

四、动针效应特点

动针效应分直接作用与间接作用。

1．**直接作用**：是指在某一穴位、经络或某一病变部位、痛点行滞动针操作时直接产生的作用。如腰椎管狭窄症、颈椎管狭窄症，在其狭窄部位的两个椎体间隙（椎管内、神经根内外出口）或督脉、夹脊穴、膀胱经直接进行滞动针治疗，其临床效果直接快速。

2．**间接作用**：是指在取得直接治疗效应的同时，又能对其相邻的穴位、经络、病变部位起到激发、调理、治疗作用。如松解颈部粘连、挛缩、结节、条索组织时，心慌、胸闷憋气等症得到调理，咬牙、尿失禁等症得

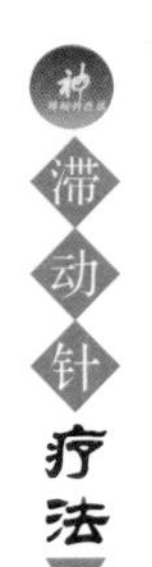

到控制。

滞动针疗法中滞针和动针操作是主动的、积极的。而主动积极的滞针量与动针量应该是良性（舒适感、愉悦感）、适宜（接受或无痛）、有效（正效应）的激发。通过良性、适宜、有效的激发以获取得气、补泻、温热、减压松解、调理、平衡等效应。动针效应产生的关键是动针波（具体见后节介绍）。

五、临床应用中强调的内容

1. 滞动结合。滞动针疗法强调滞针操作与动针操作并用，行滞针时要求针体滞得住，行动针时要求针体间接地动起来，以达到“以滞求动，动滞结合”的动态效应。而疗法中“得气”与“补泻”的实现，阴阳平衡、脏腑功能的调理、经络的疏通、行气化瘀、软坚散结完全是通过动态施针获得的，而非是“酸麻胀痛”或者通过捻转提插针体和留针获取的。

2. 动态施针。一是施针者对固定在治疗部位的针体施以主动运动；二是施术者辅以辅助运动，如右手行动针时，左手对治疗部位的组织施以同步的捏提辅助运动；三是患者的配合运动，如在动态施针治疗脊柱侧弯时（整脊），行动针过程中患者同时摆动臀部（摆动度大小以患者不痛为宜）。

3. 病灶直接施治与经络综合调理相结合，以确保近期疗效与远期疗效稳定、可靠。

4. 发挥专利滞针多功能性作用，凸显疗法的综合效应，即平衡阴阳效应，调理气血效应，调理脏腑功能效应，消除疼痛肿胀效应，松解炎性“粘连”“结节”“条索”组织效应，解除神经、血管、交感神经节卡压效应，养生、保健、美容、减肥等效应。

5. “针尖长眼睛”，是指对穴位、经络、病灶点，进针、滞针与行动针时针尖前的感觉（手指尖上与心里的感觉）。如落空、沉紧与抵抗感，组织弹性与硬度，病变组织薄厚、深浅、层次与范围。以便于进针深度、滞针与动针量、动针次数与动针幅度的确认和控制。

第三节　滞动针疗法应用机理

经络如同渠道，常因某些因素（外邪、内邪）致其畅通能力下降或气血运行动力不足。无论是经络本身畅通能力下降，还是气血运行动力不足，都会直接或间接地影响气血的流动。外邪与内邪，如同“石头”，行于经络外致其卡压，行于经络内致其瘀堵。因此，搬开经络外与经络内的“石头”至关重要。

那么到底该如何搬“石头”呢？《灵枢·刺节真邪》中提出了解决此类问题的重要方法：“一经上实下虚而

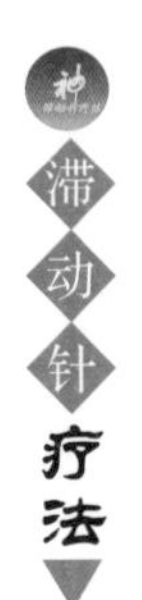

不通者，此处必有盛络横加于大经，视而泻之，此所谓解结也。”滞动针疗法由于针具本身具有减压减张的功能，因此能迅速消除各类痛证、肿胀，并使僵硬的组织软化。同时，通过动针操作，增强治疗部位的血流速度，使微循环障碍得以改善。治疗部位处在有氧状态中，有利于加强组织代谢功能，有利于炎性、变性组织及功能障碍的恢复，进而使机体组织代谢与免疫功能增强。

从现代筋膜学的角度来说，全身的结缔组织支架（筋膜）是中医经络的基础，在人体结缔组织聚集处进行针刺操作（旋转、提拉）能够产生较强的生物学信息（感觉神经信息，对局部组织细胞的牵拉刺激和损伤刺激信息）。我们利用物理学原理，在传统毫针的针体上制作数条竖纹以增加针体的粗糙面，以利于进针后针体和结缔组织的耦合以及结缔组织对针体的缠绕，便于滞针，其目的就是使针体能够更有利于牵动筋膜组织产生较强的刺激以松筋散结。一者，动针带动的动针波属于人为的超强刺激信号，可以迅速传递至大脑中枢调控系统；大脑中枢调控指挥中心接收到指令性信息后迅速进行应激性调整，再通过神经系统对失调与病变部位的子系统进行对症性调控，释放大量的能量物质，提高机体免疫功能，提高机体的镇痛效应，增强机体消炎和代谢作用等，对原来失调的病理状态和物质代谢紊乱过程进行间接干预，通过自我修复达到一个新的平衡状态。二者，动针通过主动、积极的提动、摆动、颤动针体等微细动作产生动能的聚积与动能的释放，在动能聚积与动能释放过程的相互作用下求得新的平衡，即动态平衡。

滞动针作用在组织时，被激发部位将刺激信息通过周围神经迅速传递到中枢神经系统产生激发效应，即正能量效应。所谓正能量效应，即免疫、微循环、代谢、脏腑组织功能得以改善或增强。产生正能量效应的前提条件取决于两方面因素：一是取决于患者的心理、情绪、体质及组织器官功能等状态；二是取决于施术者的精神状态、对疾病的认识理解程度、选择部位及其层次的准确性、刺激强度的大小、刺激时间的长短等。滞动针疗法是一种动态治疗方法，其疗效的产生主要是通过恰当的动态操作与动针波的作用来完成，一般情况下，不需要太大的刺激强度、刺激量及较长的刺激时间。例如，对长期便秘患者，滞动针作用在天枢穴，进行 3 ~ 5 次的提动，时间 5 ~ 10 秒，即可使肠鸣音增强，肠蠕动加快，排便功能得以改善。

滞动针疗法不仅具有外源性有效的刺激与调理作

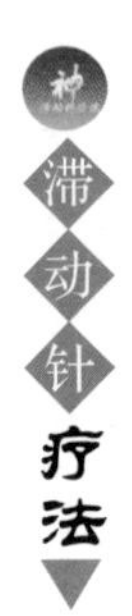

用，还可以促进和增强内源性调节功能。

生理状态下，运动是主动的、经常的，但在病理状态下，由于外邪或内邪的作用，肌肉、韧带发生僵硬、粘连、挛缩，或者形成瘢痕，如同一根绳子系上了许多“疙瘩”，从而导致疼痛及被动运动与功能受限。滞动针疗法通过主动积极的提动、摆动、颤动针体等微细动作，使僵硬、挛缩的组织及瘢痕组织“减压、松解”，恢复其生理功能。

长期的临床实践证明，滞动针操作可以实现对肿胀、僵硬、挛缩、粘连、结节、条索组织的减压松解，瘢痕组织的消除，病变组织低氧状态及微循环障碍的改善，病变部位神经细胞与组织细胞的敏感性和兴奋性增强，神经系统得到良性激发，组织自我修复能力提高，免疫系统和内分泌系统调节功能得以促进与增强等。

第四节　滞动针疗法与其他针法的比较

一、滞动针疗法与传统毫针法比较

技法	滞动针疗法	传统毫针法
针具	专利滞针针体表面设有微细凹槽，滞针快，不易脱针	传统毫针针体表面光滑，滞针难度大，易脱针

续表

技法	滞动针疗法	传统毫针法
操作	捻转提动、牵动、颤动、摆动	捻转、提插
针感	强，持续时间长	弱，持续时间短
运动方式	组织运动	针体直接运动
得气	动态得气，求正能量效应	捻转提插得气，求酸麻胀痛
补泻方式	动态补泻	呼吸捻转提插开阖补泻
单次治疗时间	一般为 5 ~ 10 秒	一般为 15 ~ 30 分钟
运动幅度	运动幅度大，波及面广	不强调运动幅度
动针波	产生动针波	不产生动针波
动针效应	不仅作用于本穴位经络，同时作用于相邻穴位与经络，产生“张网捕鱼”与快速松解粘连组织的效应	仅限于本穴位、本经络，产生“单杆钓鱼”效应
功能	刺激穴位、经络充分，具备以针代刀功能，松解粘连、筋结组织，功效显著	刺激穴位、经络不完全，不具备松解粘连、筋结组织的功能，不产生“以针代刀”功效
留针	即针即出，不留针	留针，待气、催气、守气

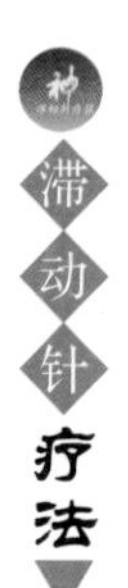

二、滞针操作与毫针滞针术比较

技法	滞针操作	滞针术
针具	专利滞针，针体摩擦力大	传统毫针，针体光滑
操作方式	捻转	捻转
捻转角度	角度小，90°或180°（1/4或1/2周）	角度大，720°或更大（2周或2周以上）
滞针速度	快（瞬间），省时省力	慢，费时费力
得气	快速	缓慢
疼痛感	弱	强
组织损伤	捻转角度小，不易造成组织损伤	捻转角度过大，易造成组织损伤

三、滞动针疗法与针刀疗法比较

技法	滞动针疗法	针刀疗法
针具归类	毫针类范畴	刃针类范畴
针体	细、有微细凹槽	粗、光滑

续表

技法	滞动针疗法	针刀疗法
针尖	圆顿、不锋利	有刃、锋利
操作方式	捻转滞针，提拉等动针操作手法	切、铲、拨、捣
得气	强调动态中得气	不强调得气
留针	可留针，一般不留针	不留针
单次治疗时间	短	长
运动	强调运动幅度与动针波	不强调
动针波	产生动针波	不产生
效应	作用本穴位、经络，同时对相邻穴位与经络亦产生效应，即“张网捕鱼效应”	仅限于治疗部位
功能	刺激穴位、经络，同时实现对粘连组织的减压、松解，产生“以针代刀”的功效	限于减压、减张、松解粘连组织的功能
补泻	强调动态补泻	不强调补泻
安全	安全、无损伤、无后遗症	会有二次损伤，可能产生后遗性结节或治疗意外

四、滞动针疗法与钩针、松筋针等疗法比较

疗法	针具特点	应用
滞动针疗法	以毫针为母体针，针体细并有微细凹槽；柔韧度好	穴位、经络，脏腑功能调理；减压、筋结松解；深部组织按摩。可行滞针与动针操作；方法简单，便于操作，即刻效应。应用范围广
平衡针疗法	传统毫针	36个特定位置（穴位）一针一穴一病。方法简单，便于操作，即刻效应。应用范围受限
松筋针疗法	针体长、粗，钢性强	操作时需要先透皮针透皮，后进针行筋膜松解。患者易产生恐惧感。无菌条件，操作复杂。应用范围受限
圆利针疗法	针体粗，弹性差	进针难度大，不便于操作。应用范围受限
浮针疗法	专用针具	限于浮针针具应用范围
钩针疗法	带钩的针具	易损伤组织。操作有一定风险。应用范围受限
刃针疗法	针尖有刃	二次损伤组织。操作有一定风险。应用范围受限

续 表

疗法	针具特点	应用
超微针刀疗法	针体细小、短，针尖带刃	二次损伤组织。操作简单。应用范围受限

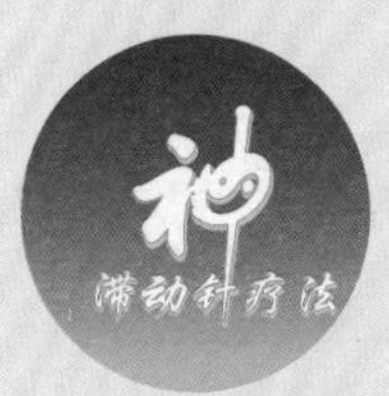
神
滞动针疗法

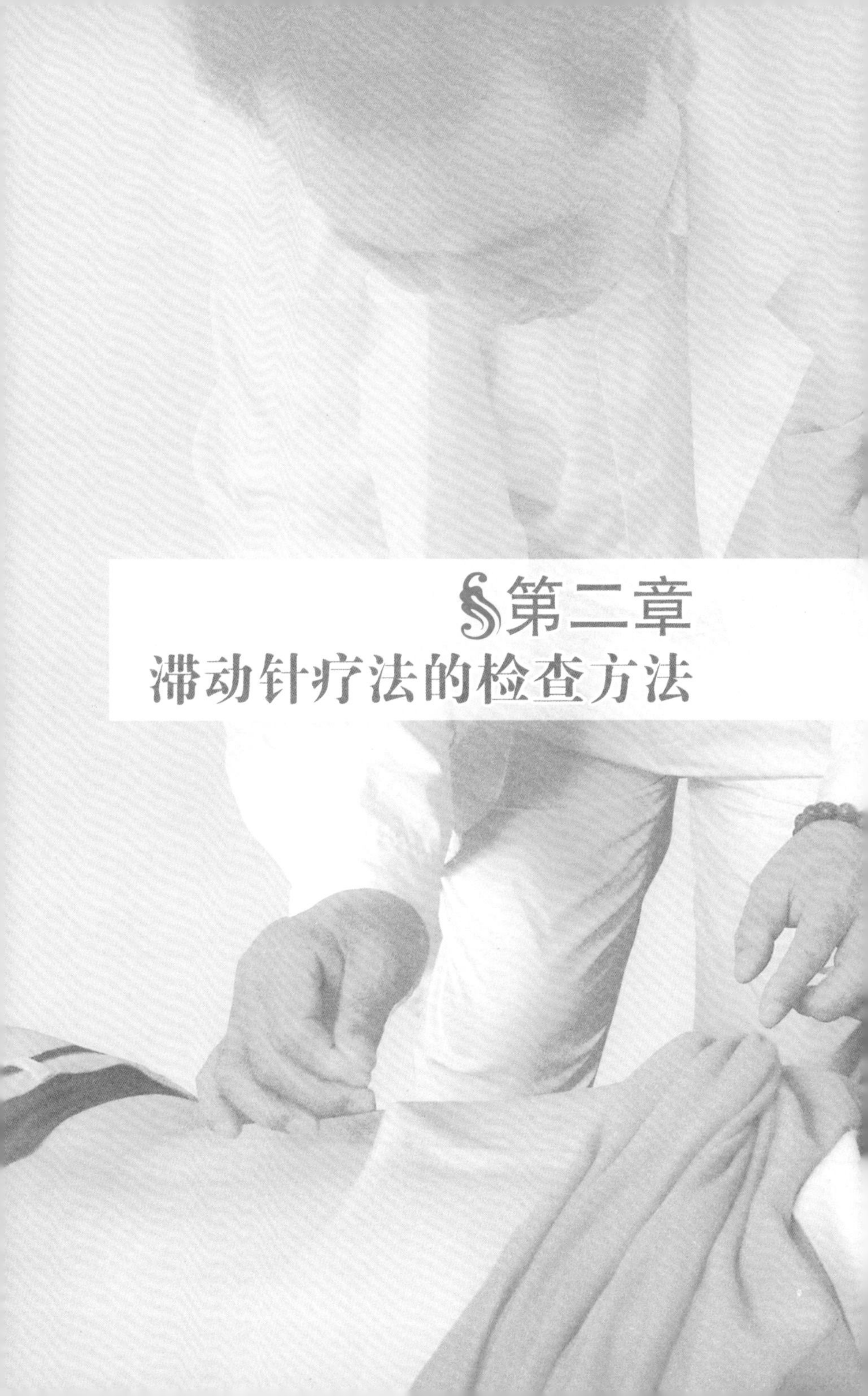

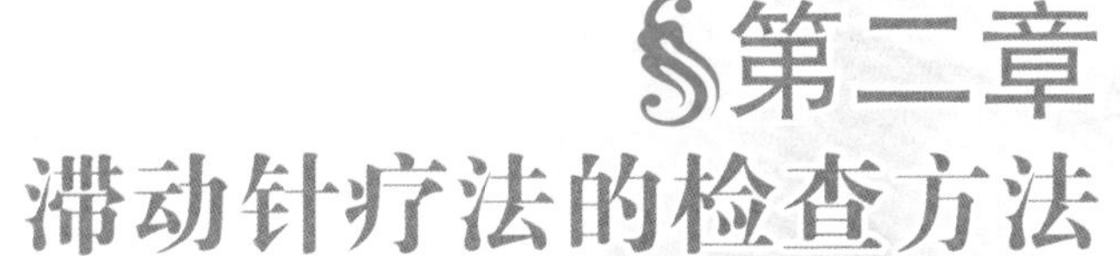

第二章 滞动针疗法的检查方法

第一节　视觉检查法

视觉检查法，即望诊检查法，是通过视觉对患者进行整体与局部功能状态的观察、认识、分析、判断的方法。望诊的主要内容是观察人体的神态、关节与肢体的运动状态等。

一、望神态

1．精神状态

正常情况下，人的精神是饱满的，情绪是稳定的，但在病患状态下则往往相反。

2．面容

（1）急性病痛面容：多见于急性病（损伤）患者，一般表现出痛苦面容。

（2）慢性病痛面容：多见于慢性病（损伤）患者，由于对疼痛忍耐力增强，一般较轻或无明显痛苦面容。

二、望关节及肢体运动状态

主要是观察患者肢体运动功能状态。正常情况下，关节或肢体活动是主动的、灵活的，负重大；而在病理状态下，关节或肢体活动是被动的、受限的，负重小。

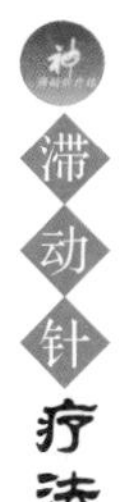

1. 患病部位多有皮肤（色泽）、形态（肿胀、变形）、负重程度（轻重）、活动范围（大小）等不同程度的变化。

2. 肢体活动范围大、痛苦小，说明患者运动功能受限程度轻；肢体活动范围小、疼痛严重，说明患者运动功能受限程度严重。

视觉检查是对疾病检查的初始阶段，亦是关键阶段。它不仅能对疾病做出初步的判断，同时对判断疾病的治疗和预后有着至关重要的作用。

附：视觉功能检查图

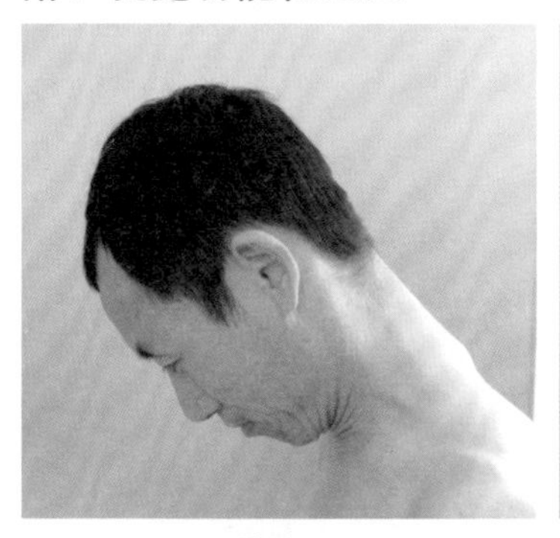

前屈

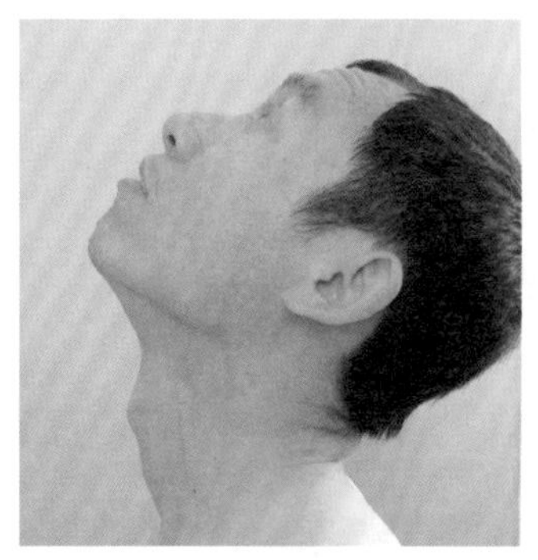

后伸

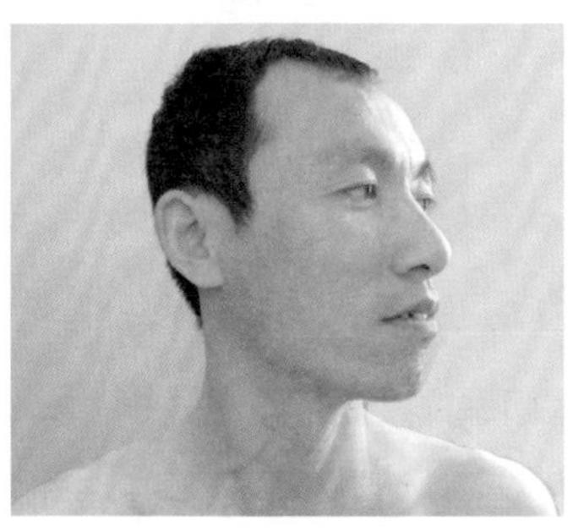

左转

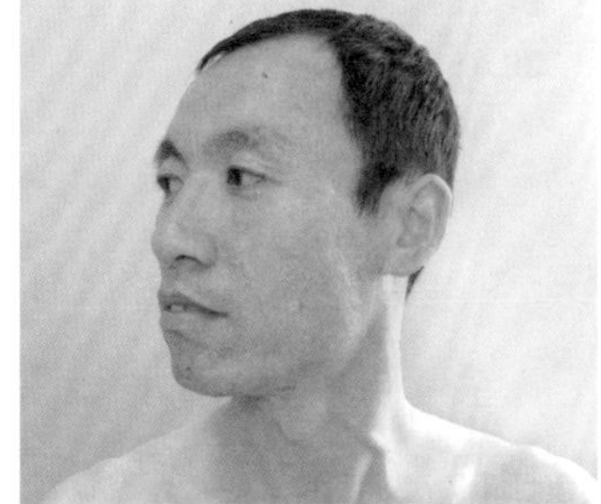

右转

图 2–1　正常颈椎运动功能

1. 颈部运动功能

（1）正常生理状态下，颈椎运动功能无论是前屈、后伸、左转、右转，角度应在45°以上。（图2-1）

（2）病理状态下，颈椎运动功能往往受到限制，前屈、后伸、左转、右转角度一般小于45°。（图2-2）

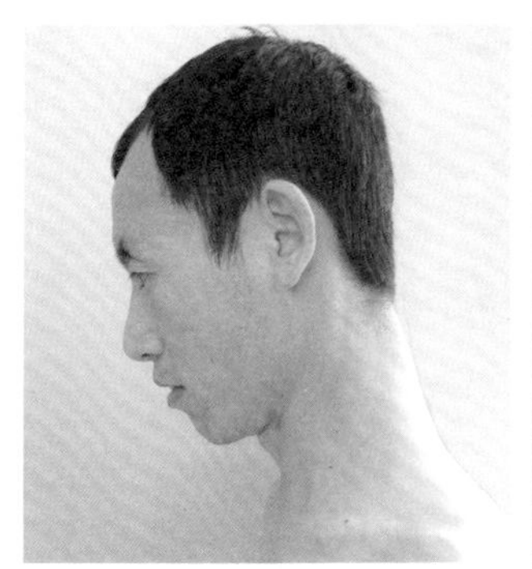

前屈受限

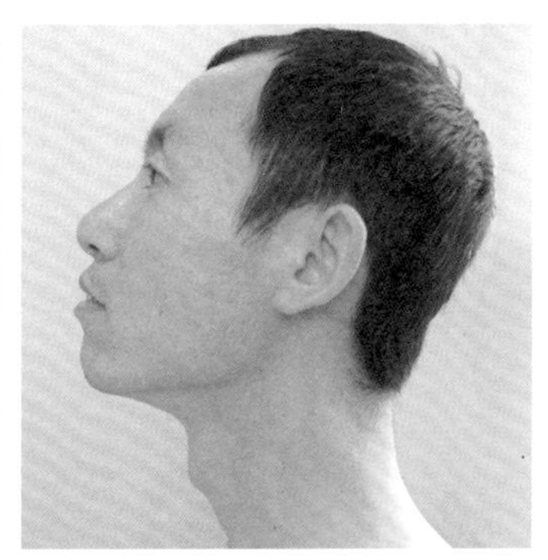

后伸受限

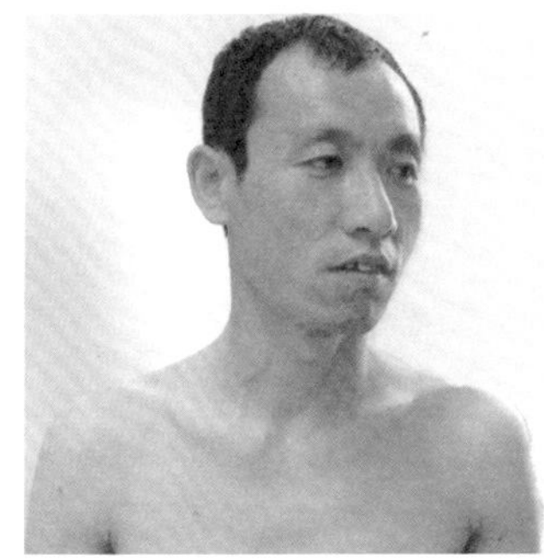

左转受限

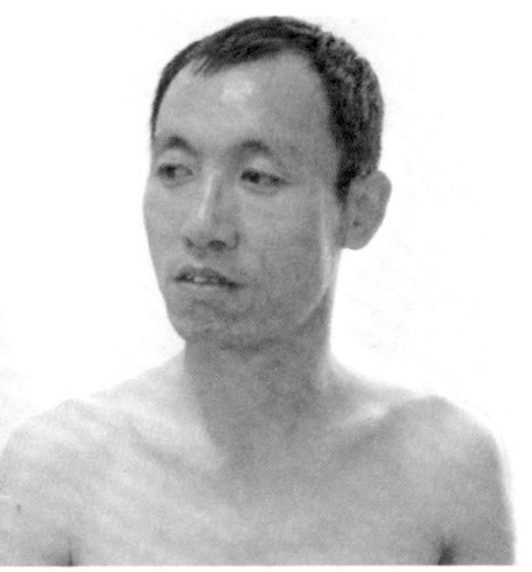

右转受限

图2-2　颈椎运动受限

2. **肩部运动功能**

（1）正常生理状态下，肩关节无论是外展上举、前屈内旋、后伸内旋功能，皆灵活、自如。（图 2–3）

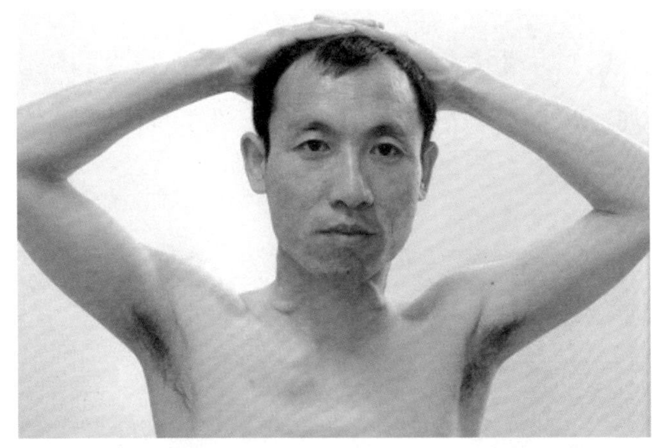

外展上举（摸头）

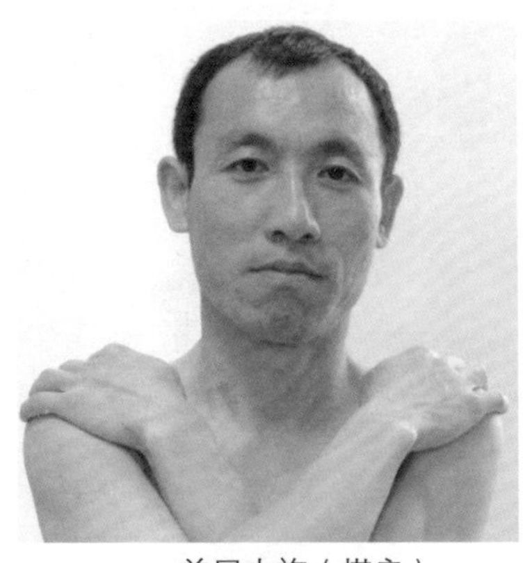

前屈内旋（搭肩）

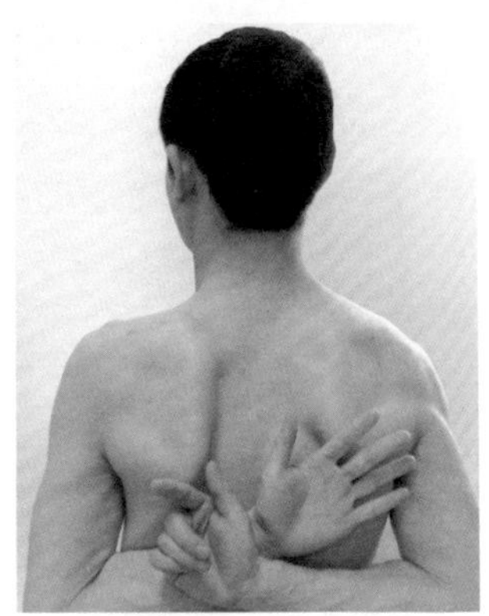

后伸内旋（背手）

图 2–3　正常肩部运动功能

（2）病理状态下，肩关节运动功能往往受到限制，

其运动角度因病变程度各异。（图 2–4）

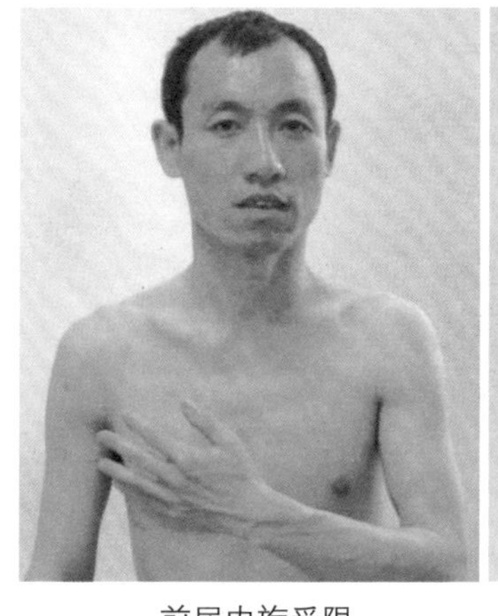

前屈内旋受限　　后伸内旋受限

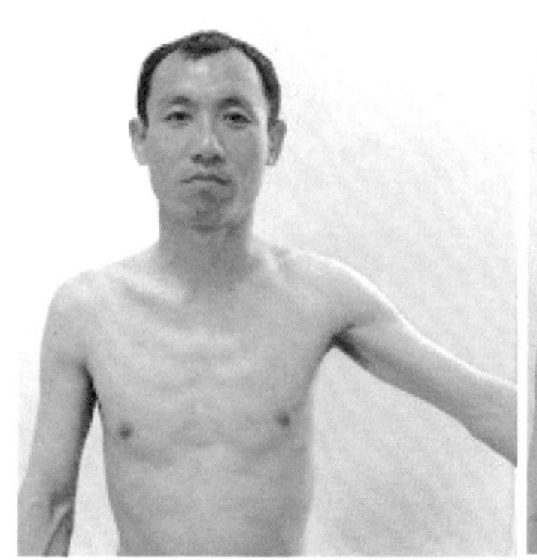

外展受限

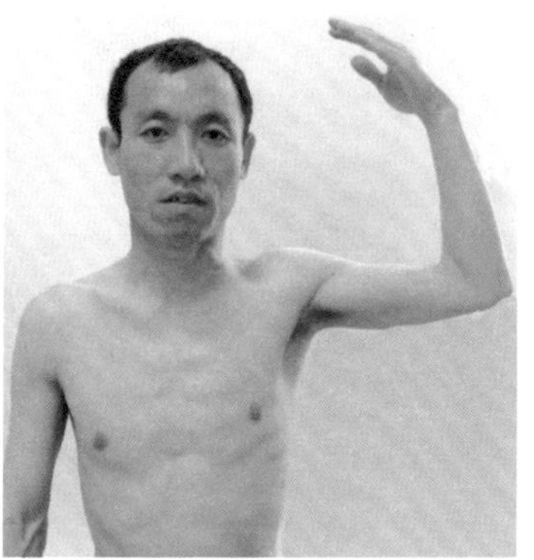

上举受限

图 2–4　肩部运动功能受限

3. **腰部运动功能**

(1) 正常生理状态下，腰部前屈可达到 90°，后伸、左侧屈、右侧屈、后伸可达 30°。（图 2–5）

(2) 病理状态下，腰部前屈的角度一般小于 90°，

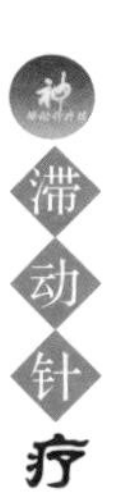

后伸、左侧屈、右侧屈、后伸则小于30°；有些患者运动功能严重受限，呈“髋关节运动势”，亦称“板状腰”，即通过屈髋运动替代腰部前屈功能。

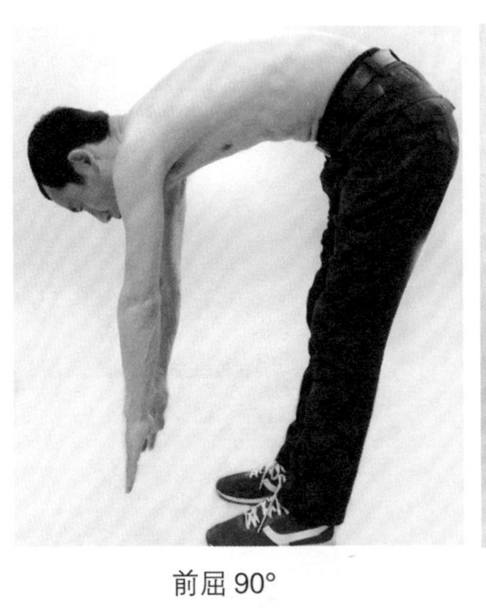

前屈90°

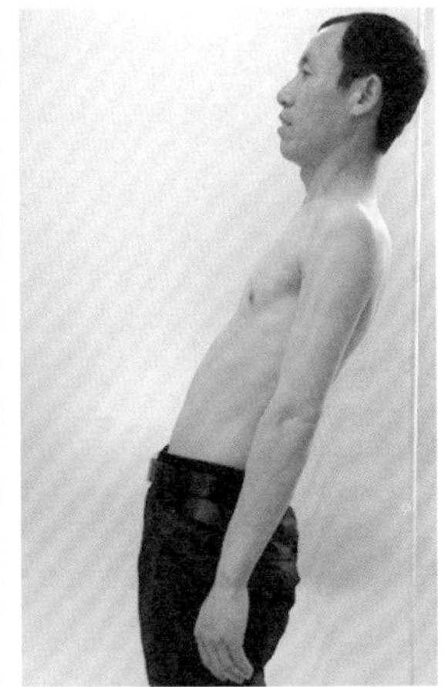

后伸30°

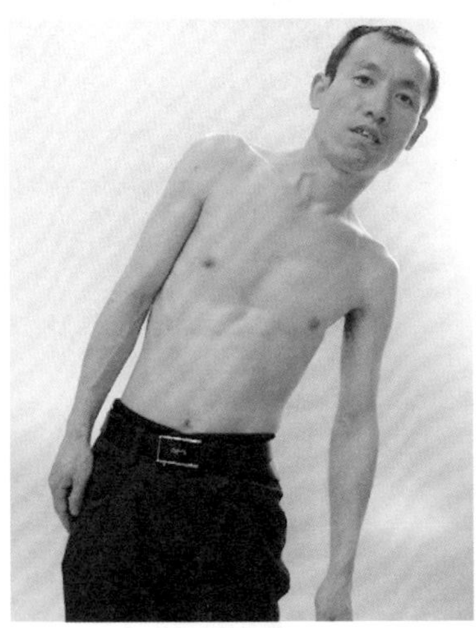

左侧屈30°

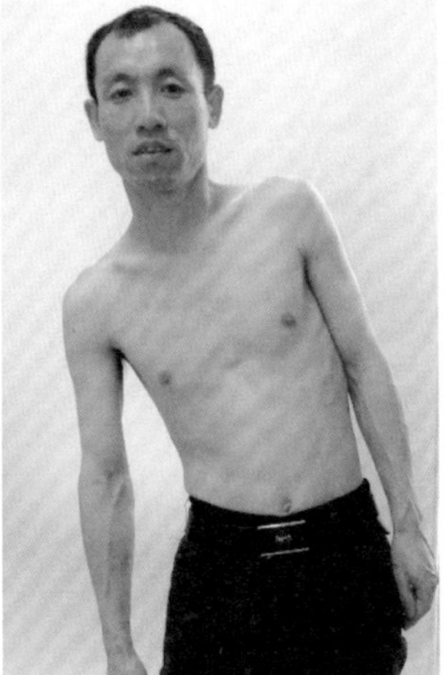

右侧屈30°

图2–5　正常腰部运动功能

4. 膝部运动功能

（1）髌骨运动功能：正常生理状态下，髌骨在外力作用下可做上、下、左、右活动，并参与膝关节运动。（图 2–6）病理状态下，如髌骨退变或髌骨周围支持韧带劳损、钙化致髌骨运动受限，可导致膝关节功能障碍及膝关节形态改变。

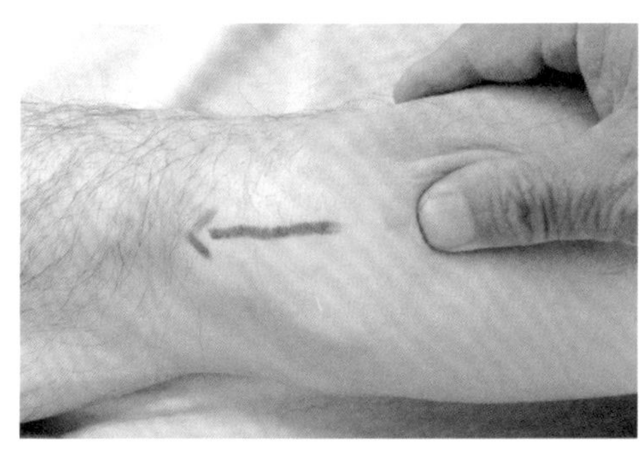

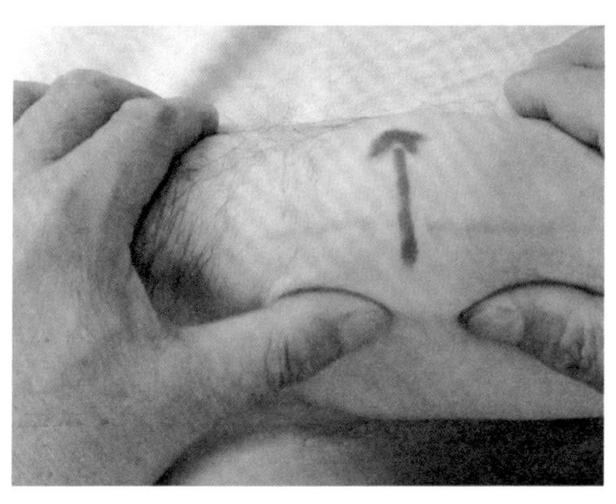

图 2–6　正常髌骨运动功能

（2）膝关节运动功能：膝关节除髌骨参与外，股

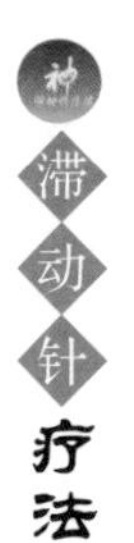

骨远端、胫骨近端也参与其中。当髌骨退变，或胫骨平台退变，则发生膝关节变形，或运动功能异常。（图2–7）

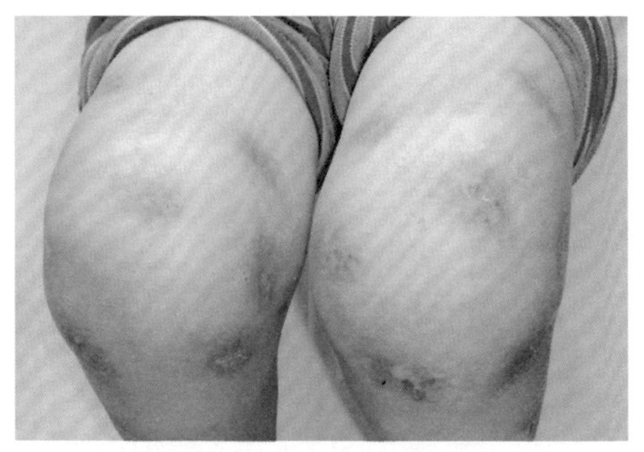

图 2–7　病变状态的膝关节

第二节　切寻检查法

切寻检查法，即触诊检查法，是指对经络、穴位、关节、神经支配区域、易损伤部位、病灶点或阳性反应点进行有序触摸与寻查，同时进行定位分析的方法。

一、切寻的意义与目的

通过对经络、穴位、关节、神经支配区域、易损伤部位、病灶点或阳性反应点的触摸与寻查，感觉以上部位是否处于正常状态，发现其是否有温度变化、硬度变化、痛感、结节、条索等异常性反应，可以帮助医者了解与掌握患者脏腑和相关组织的功能状态，确定病变部位。

1. 了解脏腑功能状态

通过切寻外部经络，可以了解脏腑的功能状态。腑之患，多阳经受累；脏之疾，多阴经受累。如，胃痛，常在足阳明胃经循行线路上有异常反应或压痛；胸痛，常表现在手厥阴心包经循行线路上有异常反应或压痛等。反之，经络功能异常时，与之相联系的脏腑功能也会产生相应的反应。

2. 了解骨、软组织、神经支配区域、关节的功能状态

通过切寻，可以感受患者局部组织状态，如僵硬、结节、疼痛等，以判断病位。

二、切寻方法

一般采用指压切寻法，即用拇指指腹沿着经络循行路线、腧穴、易损伤部位（关节周围、肌肉起止点、韧带起止点）或疑似病灶点进行寻查。（图 2-8）寻查时手法应先轻后重，由浅入深。一般情况下，一个穴位或一个病灶点应反复检查 3 次，以确认被检查部位有无异常反应，以及病灶的具体位置、病变层次、质地、大小、疼痛特点、疼痛程度、与周围组织的关系等。

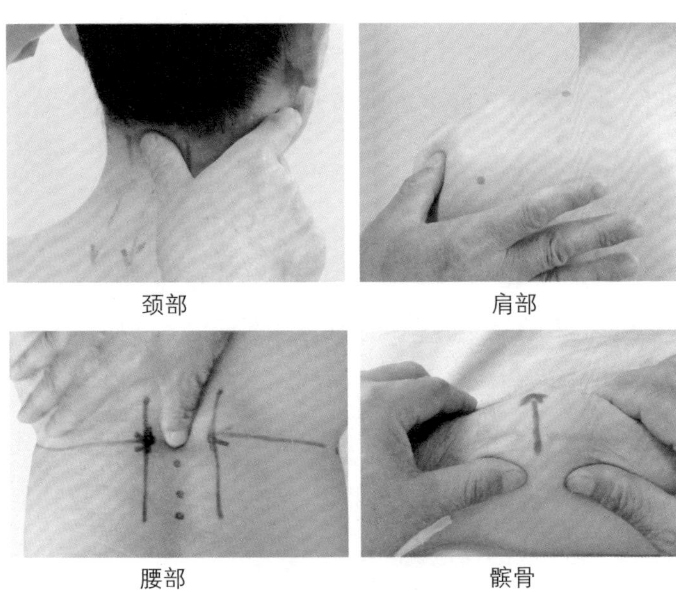

颈部　肩部

腰部　髌骨

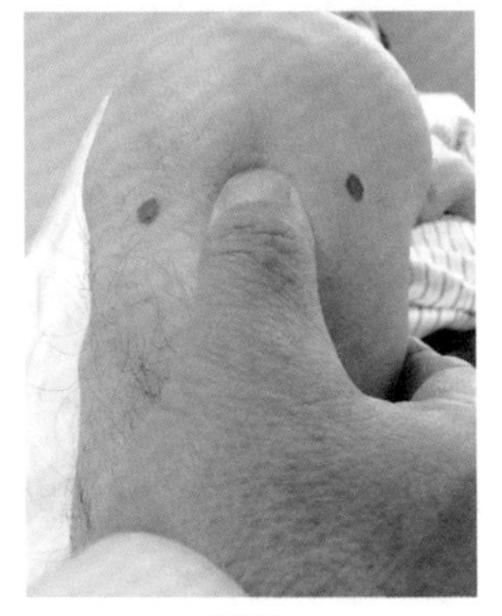

膝部

图 2-8　指压切寻法

三、切寻顺序

切寻顺序一般是由上而下，先左后右，先阳经后阴经，先本经后相关、相邻经络，先健侧后患侧。

四、切寻定位

1．经络、穴位切寻定位

按照经络的循行方向由上而下，由浅入深，由轻到重依次进行指压法寻查，以确定经络、穴位有无异常反应。

2．骨关节功能状态定位

如足拇趾背伸无力，腰椎间盘突出的位置在第 4 腰椎与第 5 腰椎之间（L4、L5）；足跖屈无力，腰椎间盘突出在第 5 腰椎与骶 1 椎之间（L5、S1）。

3．软组织易损伤部位定位

损伤部位常为肌腱韧带起点与止点（动力点），损伤点大多在关节周围。如，肩三角肌损伤，肩外展功能受限；颈部项韧带或肩胛提肌劳损，颈椎前屈功能受限。

4．神经支配区域定位

如拇、食指麻木疼痛，病变部位在颈 6 、颈 7（C6、C7）神经根处。

5．阳性反应点定位（痛点）

如病灶点或穴位。

6．经验定位　经验定位是临床医师诊治经验的概括性总结，也是临床医师诊治能力的综合体现。如弯腰时腰痛，病变多在足太阳膀胱经；站立时腰痛，病变多在腰夹脊穴。

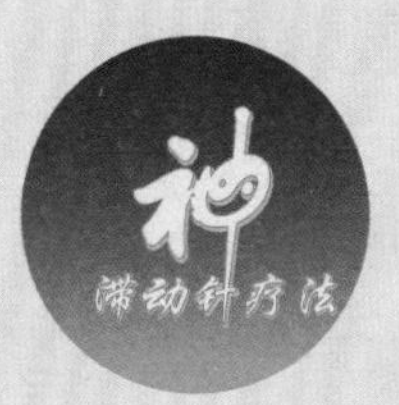
神
滞动针疗法

第三章 滞动针疗法的操作方法

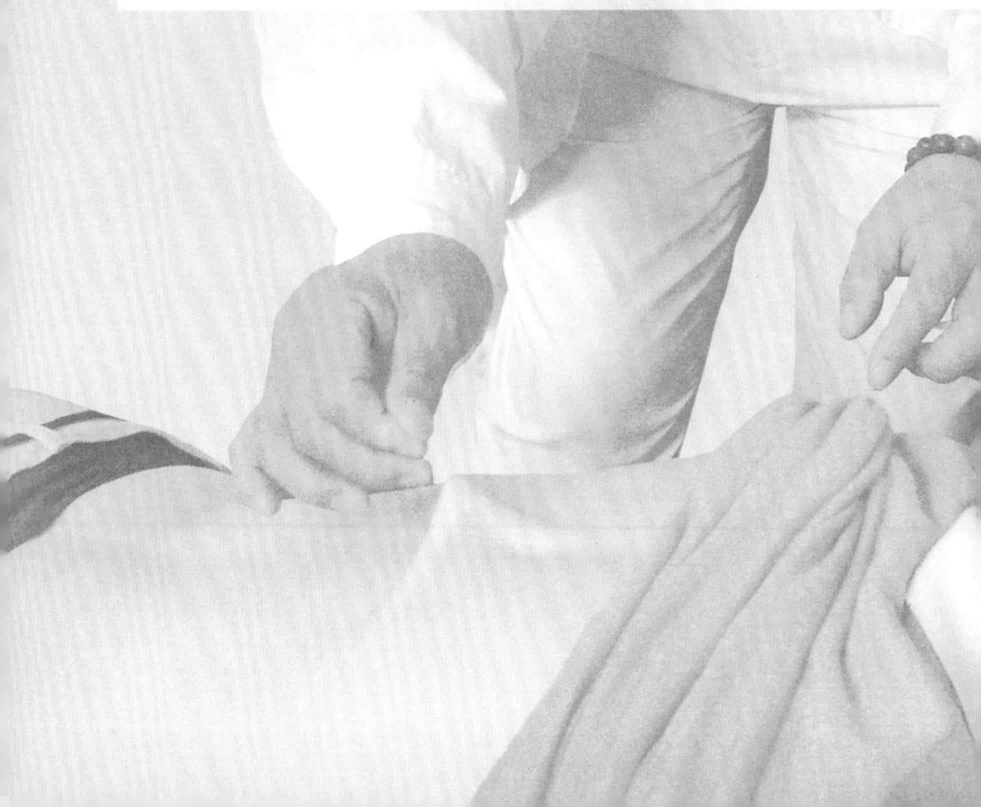

第一节　进　针

一、进针角度

1．直刺

针体与皮肤呈 90° 进针，深度根据治疗部位而定，一般 0.5 ～ 3.0 寸。（图 3–1）

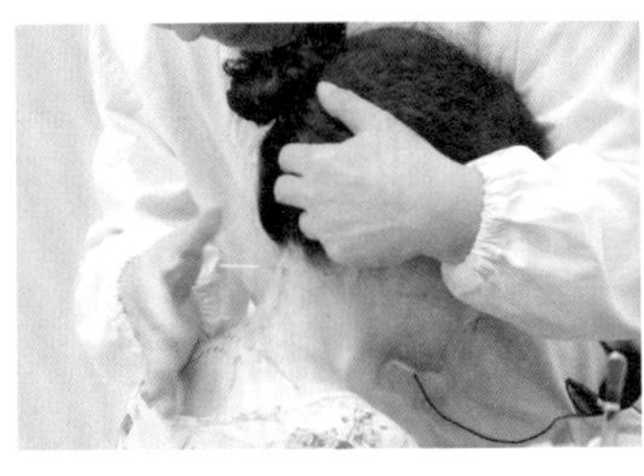

直刺进针

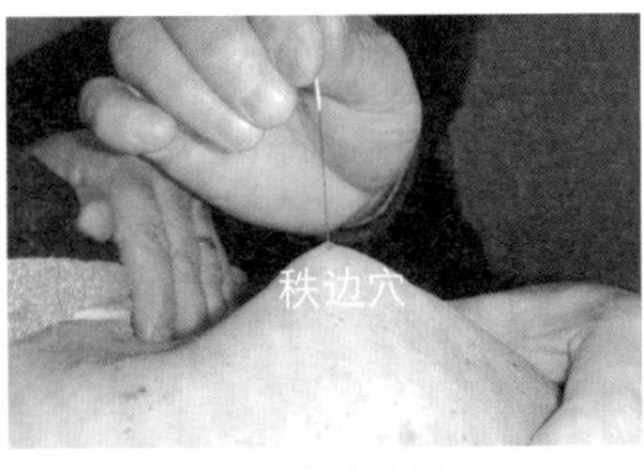

直刺进针动针

图 3–1　直刺进针

2．斜刺

针体与皮肤呈 15° ～ 45° 进针，进针深度依据病情需要而定。（图 3–2）

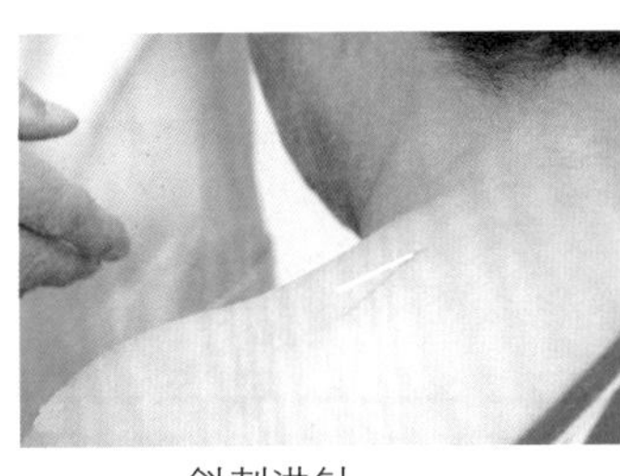

斜刺进针

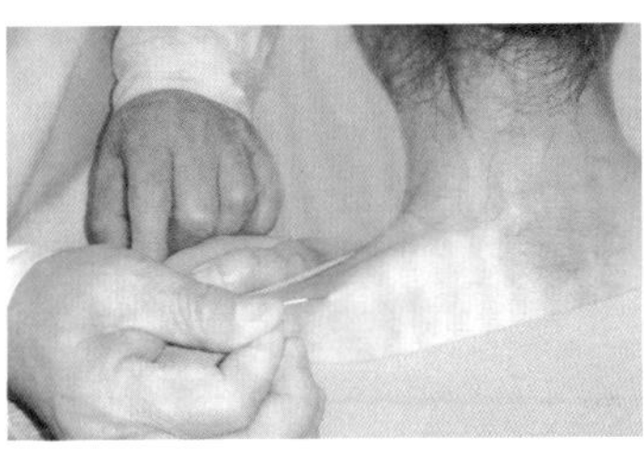

斜刺进针动针

图 3–2　斜刺进针

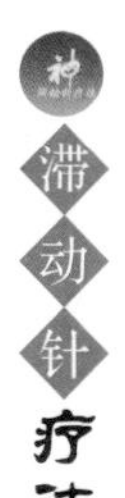

3．平刺

针体与皮肤呈 5°～15°进针，进针深度依据病情需要而定。前胸、后背多采用此法。（图 3-3）

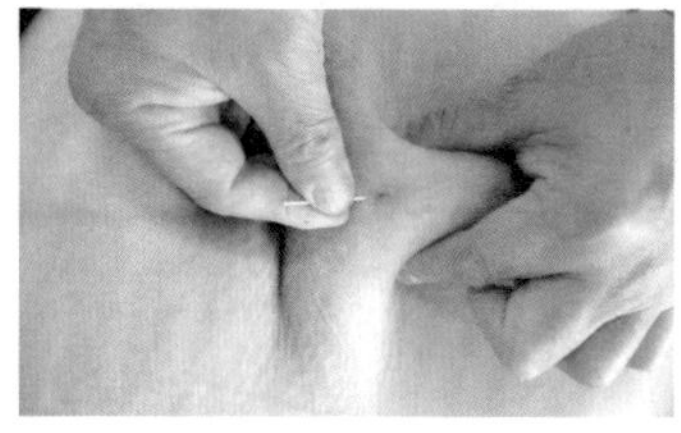

平刺进针

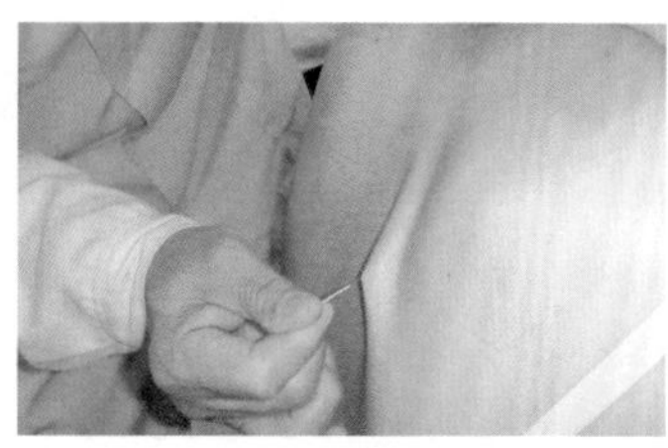

平刺进针动针

图 3-3　平刺进针

二、进针方法

进针时主要采用捏提进针法，即将确定进针部位的组织用拇指与食指捏提起来。（图 3-4）

捏提进针的好处：

1. 有利于治疗部位的固定。

2. 有利于控制进针的深度。

3. 有利于施针者行辅助动作。

4. 可以降低患者痛感并缓解紧张情绪。

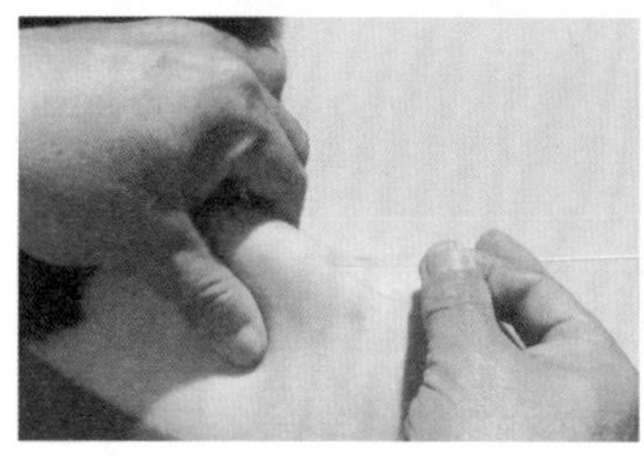

捏提进针

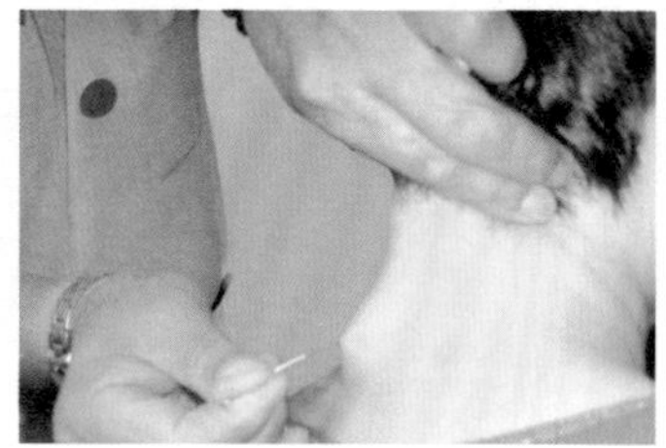

捏提进针动针

图 3-4　捏提进针

三、施针点的选取

1. 脏腑疾病多采用辨证论治，选取相应的经络进行调理。如胃痛，取足阳明胃经的足三里进行针刺。

2. 痛点明确的经筋病，多采用“以痛为腧”的原则，在痛点直接施针。以痛为腧施治不受穴位、经络的限制与影响，疗效直接。

3. 在损伤的软组织周围，或肌肉、韧带起止点（受力点、动力点）施针，常位于关节周围。

4. 根据病情，选取神经根或相应支配区域施针，作用直接，疗效显著。如，周围性面神经麻痹，在面神经出口处直接施针；颈椎神经根炎性病变导致的项强、上肢疼痛与手指麻木，直接在第6、7颈椎神经出口处施针。

5. 在病变关节周围，寻找动态功能受限点进行施针。（图3–5）即在肢体、关节运动状态下功能受到限制的部位直接施针，作用直接，效果显著。

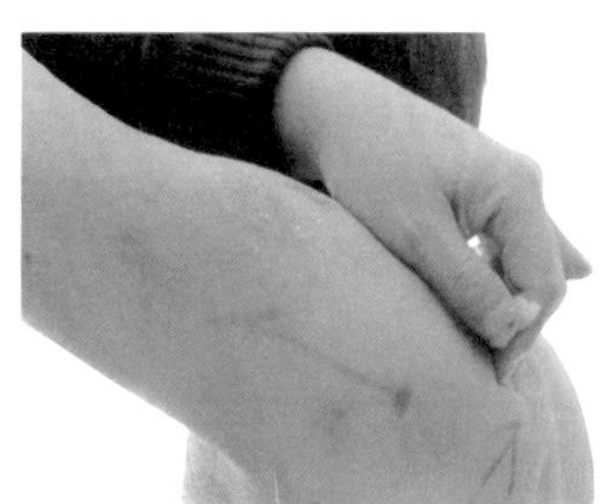

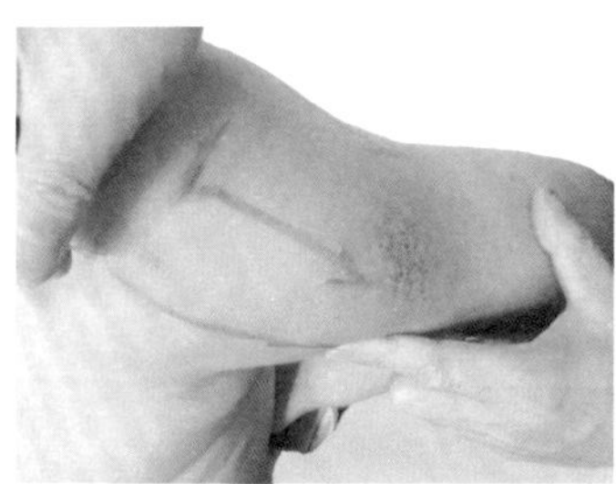

图3–5　功能受限点施针

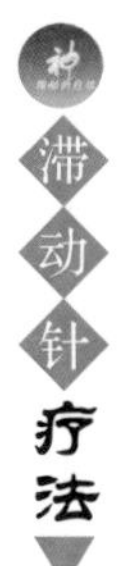

无论是软组织损伤还是神经炎性病变，如粘连、挛缩、炎性结节、条索、瘢痕组织导致疼痛或神经卡压引起的麻木及功能受限等病症（颈椎管狭窄症、腰椎管狭窄症），治疗时多按解剖部位、组织特点及神经支配区域进行治疗，且多以局部的直接治疗为主。

第二节　滞针操作方法与作用

一、操作方法

滞针操作，即把滞针针具通过捻转针体使其固定在治疗部位上（穴位、经络、痛点）。

1. 施针者左手绷紧患者皮肤，右手持针（持针位置距针尖 1 厘米左右）。

2. 迅速穿皮，将针刺入到某一穴位或病灶点，达到所需深度时（针感层或病变层），快速捻转针体（向左或向右）。

3. 针体捻转角度一般在 90° ~ 180° （1 / 4 ~ 1 / 2 周）。

4. 针体呈“拔而不出，扎而不进”状态即可。

二、滞针的作用

1. 固定针体。滞针操作的目的就是将滞针针具迅速固定在治疗部位。

2. 增强针感。滞针操作所产生的针感较传统针刺产生的针感快，针感强。

3. 针感延时。滞针操作针感持续时间一般在数小时，长者可达数天。

4. 为动针操作做好准备。滞针操作是动针操作的前提，滞针操作的成功与否决定动针操作是否能够实施。

三、注意事项

1. 操作者一定要将进针部位的皮肤绷紧。

2. 穿皮迅速，瞬间完成，越快越好。

3. 滞针的力与量应适度，只要将针体固定住即可。角度过小则针体固定不牢，角度过大则痛苦感增强。

4. 切忌“死滞针，滞死针”，以免造成纤维组织的损伤，给患者带来不必要的痛苦。

第三节　动针操作方法与作用

动针操作，即提拉已固定的针体，进行提动或颤动使治疗部位的组织产生运动。因此，动针操作又称之为动态操作。

动针操作不是针体本身的运动，而是针体作用部位的“运动”，即组织运动。“运动”的目的是，减压

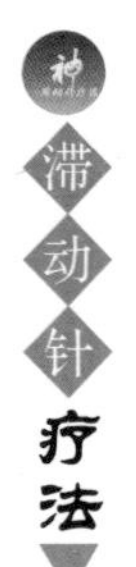

减张、散瘀行气、疏经通络；调理气血、平衡阴阳；松解粘连、解除卡压；改善病变组织低氧状态和微循环障碍；恢复组织、机体、脏腑功能。

动针操作技术有如下特点：

1. 动针是主动运动形式，是良性刺激，在动态中得气，动态中调节气血、平衡阴阳。

2. 动针是有方向性的，一般是上下动针，或按肌肉、韧带走向呈顺向运动。

3. 根据病变部位或治疗需要，可在不出针的情况下随时改变针体运动方向，以减少进针次数及进针部位，扩大治疗范围，“动针一点，效应一面”。

4. 进针部位及深度一般选在治疗相关部位所需要的针感层或病变组织层，即使进针部位或深度达不到治疗要求，也可以通过动针幅度及动针方向的调整获得疗效。

5. 动针可以产生动针波效应。

一、操作方法

（一）单针动针操作

1. 提动手法

提动手法就是提拉固定后的针体。（图 3–6）

特点：运动幅度及运动面积大。适宜病变深，面积大的部位。

功用：减压松解，散瘀消肿，疏经通络，平衡阴阳。

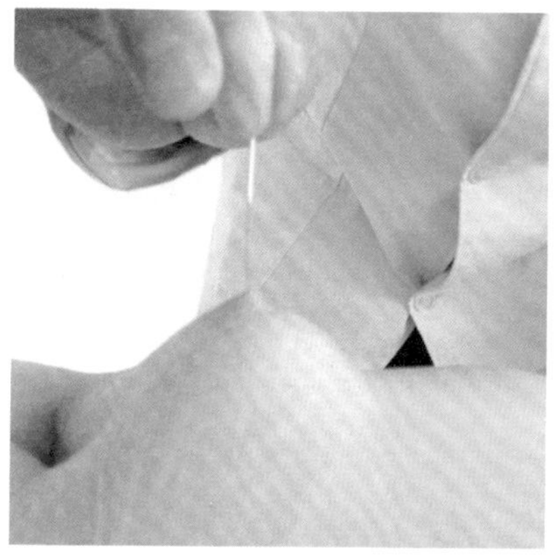

图 3-6　提动手法

2. 牵动手法

牵动手法就是牵动或扯动固定后的针体。（图 3-7）

特点：动针力度大，波及面广。适宜有一定危险、不便于近端操作的部位，如枕骨大孔。

功用：间接治疗作用，使相邻的穴位、经络得到刺激。

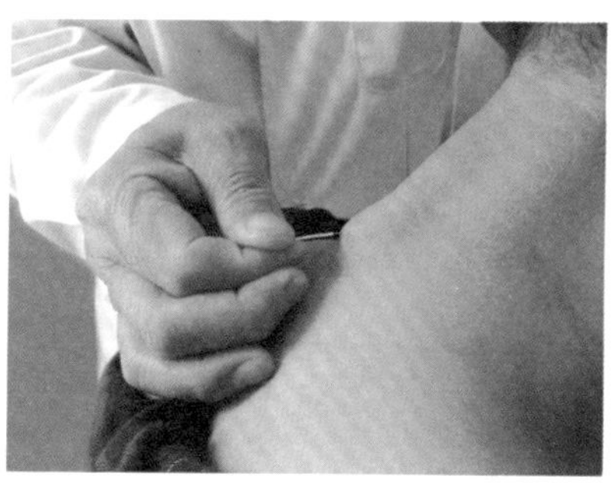

图 3-7　牵动手法

3．颤动手法

颤动手法即弹拨固定后的针体。（图 3–8）

特点：动作柔和，颤似琴弦。适宜结节小且僵硬，部位深，病灶距离神经、血管、脏器较近的病变。

功用：软坚散结，激发组织细胞活性和神经细胞的敏感性。

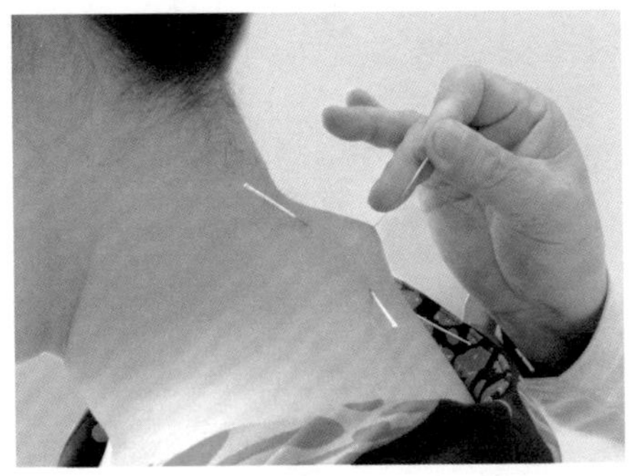

图 3–8 （中指）颤动手法

4．摆动手法

摆动手法即摆动固定后的针体。（图 3–9）

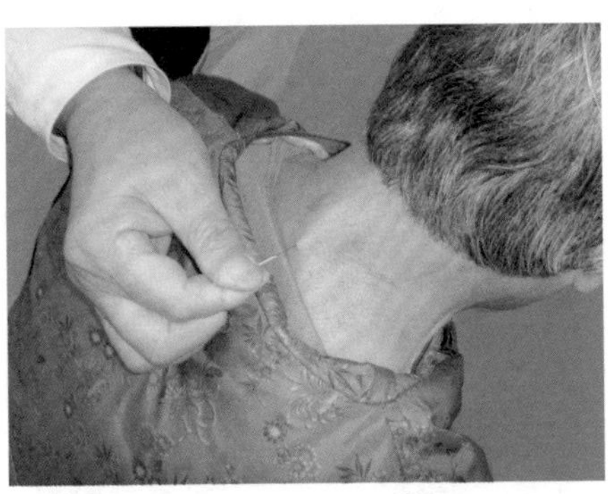

图 3–9 摆动手法

特点：力度大，速度快。适宜组织粘连严重、瘢痕形成，肢体活动严重受限的病变。

功用：剥离粘连组织，清除瘢痕卡压，恢复肢体功能，解除肢体麻木。

5．平刺或斜刺直提动针手法

对于适合平刺或斜刺进针的部位，可以在平刺或斜刺进针后将针体转为90°提动，此时治疗部位可产生直刺动针效应（加强效应）。（图3–10）

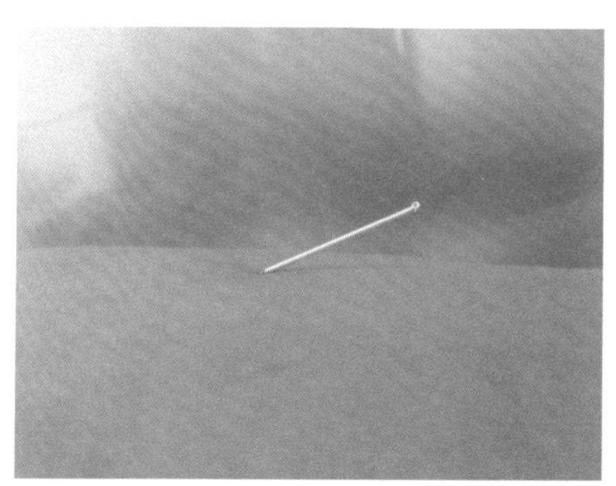

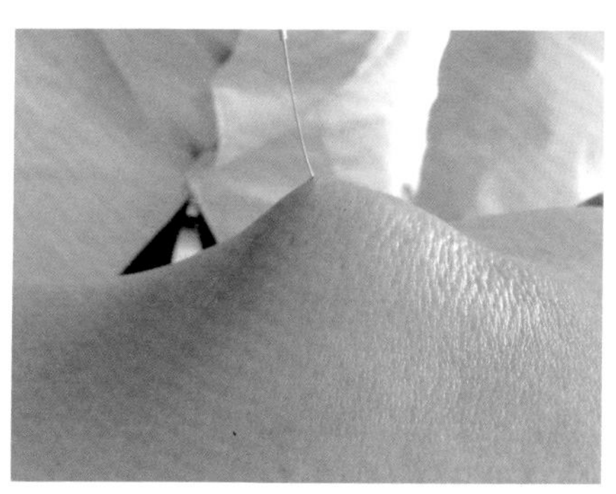

图3–10　平刺直提动针手法

（二）双针及多针动针操作

除上述单针操作外，动针操作使用的针数还可以为双针或多针。（图 3–11、3–12、3–13）

双针或多针动针操作的作用，一是针感强，力度大，作用层面深，效应持久；二是减张减压迅速，松解僵硬、粘连、挛缩、瘢痕、卡压组织更彻底。

双针或多针动针联合应用，特别适用于韧带退化、炎性结节、条索及其他方法导致的后遗性结节的治疗。双针动针操作又可以分为双针互动或双针同动。

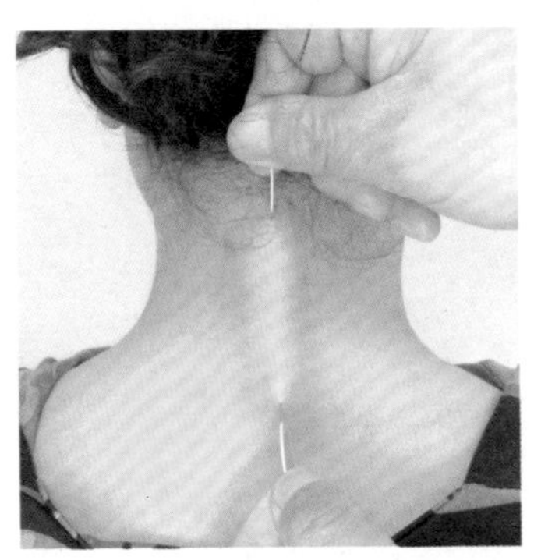

图 3–11　双针互动

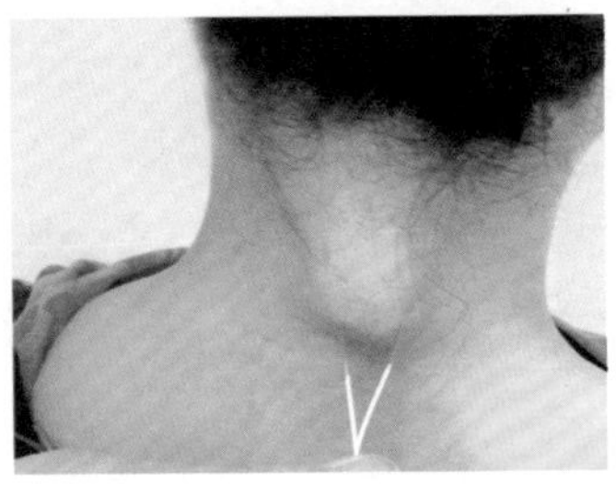

图 3–12　双针同动

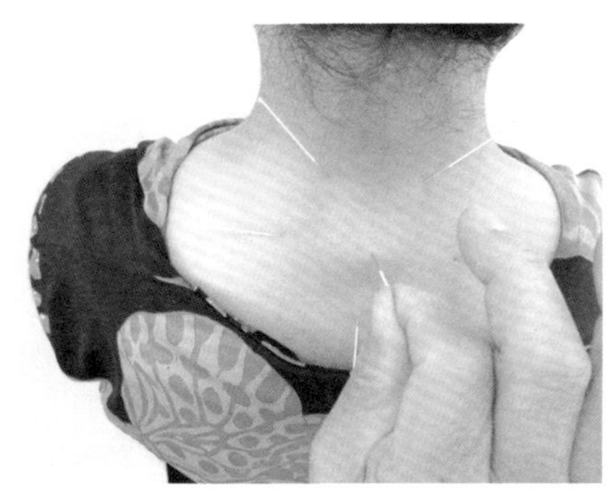

图 3–13　多针动针

二、操作范围

动针操作的范围可以为点、线、面。

1. 点式施针

一般应用于单一的病灶。如单个结节松解或单一的穴位，如腰背痛取承山穴。操作简单，作用直接。（图 3–14）

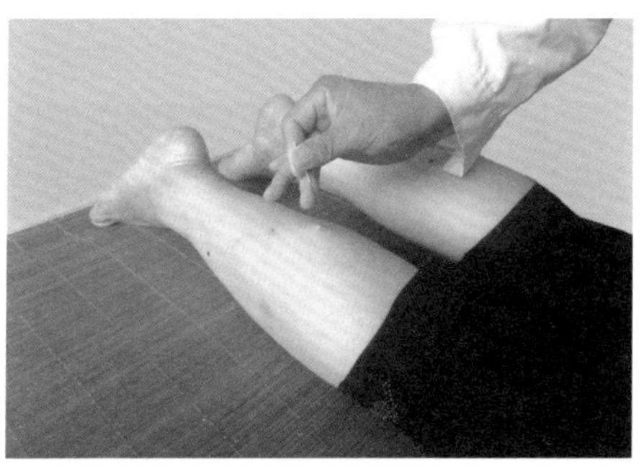

图 3–14　点式动针

2. 线式施针

一般应用于条索样病变组织、经络或穴位透刺。如

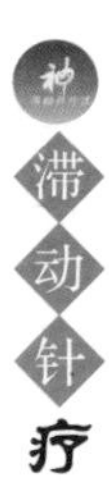

背部膀胱经腧穴。操作安全，作用点多、线长。针法多平刺。施针部位多选在前胸、后背。（图 3–15）

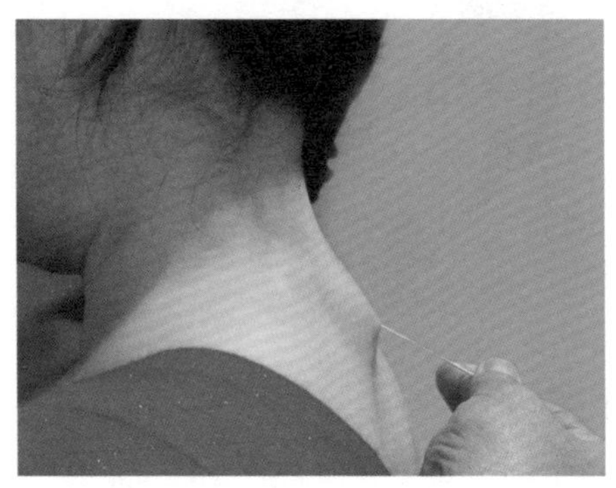

图 3–15　线式动针

3．面式施针

一般多用于面积大、部位深的病变组织。如臀部梨状肌损伤或大椎脂肪垫的治疗。易于操作，以点带面，省时省力。（图 3–16）

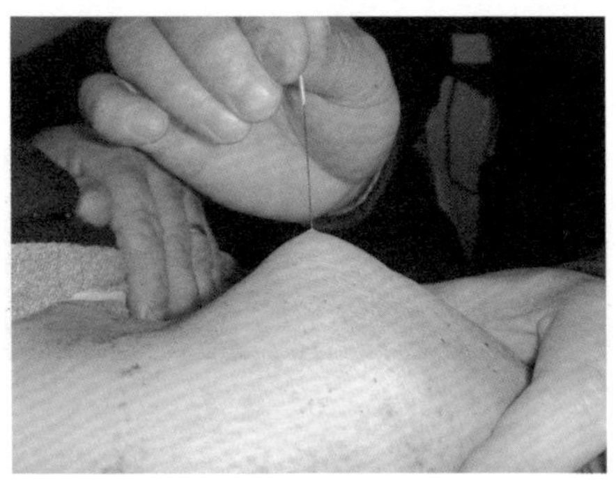

图 3–16　面式动针

三、“动”的体现形式

1．间接运动

通过提拉（摇摆、振颤）固定后的针体，使组织产生间接运动。

2．辅助运动

施针者在实施动针操作时，右手行动针操作，左手同步进行捏提等手法。

3．配合运动

配合运动即患者在接受治疗时配合医师做相应的运动。

①治疗前运动：观察运动状态和功能状态。

②治疗中运动：观察治疗中运动状态和功能状态的改善情况。

③治疗后运动：观察治疗后患者运动状态和功能状态恢复情况。

在诸多的软组织损伤疾病中，无论是急性损伤还是慢性积累性损伤，均存在着患部组织肿胀、僵硬、粘连、挛缩、疼痛导致的机体主动运动状态受限，致使机体功能处于被动运动状态。此时，被动运动状态的组织往往处于低氧状态或气血瘀滞状态。主动积极的动针操作可以在短时间内迅速地积聚能量并即刻产生气场，以加速经脉气行血运速度和络脉

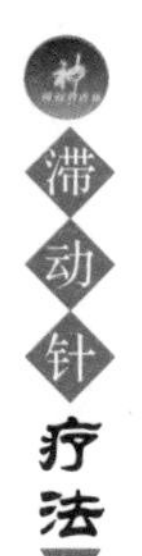

气血弥散速度，以实现在运动中行气散瘀、疏经通络、平衡阴阳。

四、注意事项

1. 必须在针体固定（滞针）的前提下实施动针操作。

2. 动针操作的动作应柔和，速度应适中，力量应适度。

3. 动针操作的幅度与动针面积要根据病情而定。

4. 动针操作一般提拉（摇摆、振颤）3 ～ 5 次为宜。

5. 动针操作，切忌提插，针体是相对固定不动的。

五、动针操作的作用

1. 动针操作可以快速减压减张，解除痉挛，打通经络，使组织的气血瘀滞状态转向气血通畅状态。尤其是由里向外的运动，可以起到对深部组织的减压、松解、按摩的作用。

2. 动针操作可以快速松解粘连、软坚散结，使肢体从被动功能状态转向主动功能状态。

3. 动针操作可以快速激发周围神经及中枢神经的敏感性和兴奋性。

4. 动针操作可以快速改善病变组织的低氧状态，促进新陈代谢，使病理状态转向生理状态。

5. 动针操作可以快速实现机体阴阳、气血、生物力学的平衡。

第四节 动针波

动针波，是动针操作时所产生的波动。在对固定后的针体做提拉时，治疗部位的组织、穴位、经络随之产生运动，此运动所产生的波动，称之为动针波（投石现象）。动针波是有节律的波动，是良性、舒适的刺激波。动针过程，是适宜、良性、有效的刺激。当这种适宜的、良性的有效刺激发生时，会增加体内类吗啡物质的释放，从而达到抑痛、止痛之目的。

动针波产生的作用，又称之为“动针效应”。是在提拉固定后的针体时，通过有节律地、最大限度地、间接地组织运动波实现对治疗部位，如病灶、穴位、经络、脏腑、组织、周围神经及中枢神经系统进行直接或间接地刺激；并通过运动波所产生的“动能”（针体提拉的力量、提拉速度）与“势能”（针体提拉的力量、提拉的高度）激发和调动机体的潜能和免疫系统功能，完成对机体机能的调理与疾病的治疗。

动针波的波动范围取决于动针幅度。动针幅度愈大，则产生的波动面积愈大，波及的层面愈深（浅筋

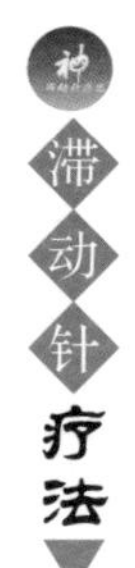

膜、深筋膜甚至到骨面）。反之，动针幅度愈小则产生的波动面积愈小且层面愈浅。当这种有节律、良性舒适的波动刺激机体，使周围神经传入到中枢时会产生愉悦和兴奋（内吗啡类物质分泌增加）。动针幅度一般掌握在 0.5 ～ 5.0cm；动针面积，一般在 0.5（关节间隙）～ 30cm^2（腹部）。

一、动针波的种类

施动针时主要产生以下几种动针波：

1. 激发波

使经络系统通畅，组织缺氧、微循环障碍得到改善，神经细胞敏感性和病变组织蛋白质活性增强，机体免疫功能和组织自我修复能力提高。

2. 振动波

动针所形成的振动波达到高峰时，聚积的能量最大、势能最强；反之，当振动波峰值降到最低时，能量与势能最小、最弱。由于行动针时动能与势能的交互作用形成了压力差，正是压力差的作用，使阳气得以上升，浊气得以弥散。

3. 传导波

动针波具有传导性（投石现象），而且是良性、无痛的。当动针作用在某个激发点时，良性波动信息迅速扩大并传递到中枢，并通过中枢系统完成机体功能的调节。

二、动针波的作用

当动针波峰值达到最高时，所聚积的能量最大；当动针波峰值降到最低时，能量最小。当动针（提拉）幅度下降或回位时，能量随之而减小，经气会产生弥散作用即“散瘀行气”作用。

1. 动针波产生的过程，使组织与组织之间的相互运动，运动有利于减压减张，有利于组织散瘀消肿。

2. 动针波产生的过程，在动态中实现对粘连组织、筋结、条索的松解，使机体恢复正常的生理功能。

3. 动针波产生的过程，可以快速激发周围神经及中枢神经的敏感性和兴奋性。

4. 动针波产生的过程，可以快速改善病变组织的低氧状态和微循环障碍，促进新陈代谢，促使处于病理状态的组织向生理状态转化。

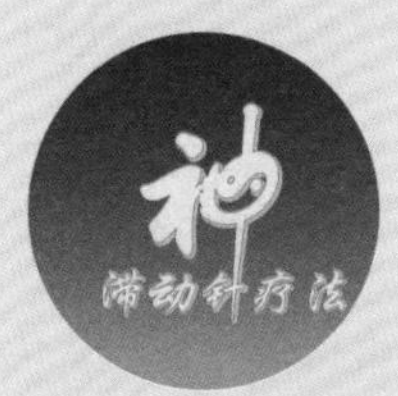
神
滞动针疗法

第四章
滞动针治疗颈部症候群

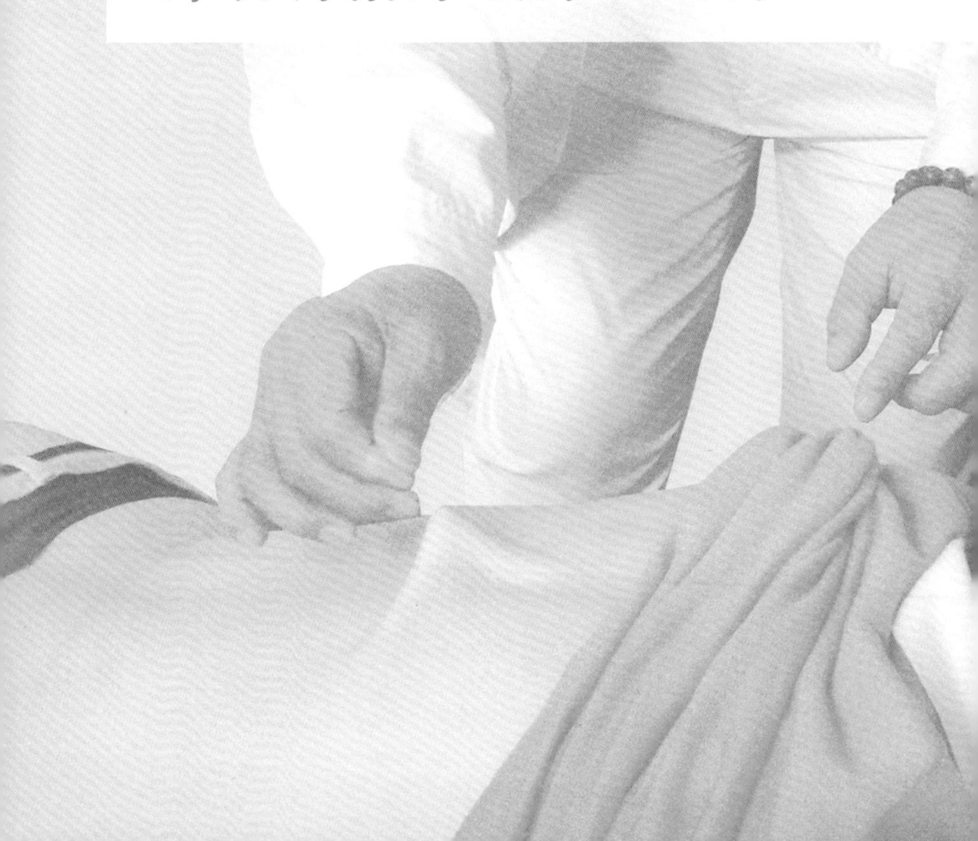

第一节　概述

颈部症候群是指因颈部的相关病变引发的一系列临床症候，如颈部酸胀、不适、疼痛、活动受限；背部胀痛；肩部、上臂、前臂疼痛，手指麻木；眩晕、头痛、耳鸣、视物不清、眼睑下垂，心烦意乱、胸闷憋气、恶心，血压忽高忽低、失眠多梦，脚底“踩棉花感”；小便失禁、腹泻等。临床症状与体征大多与颈部结构的组织复杂性有关。

颈部，从中医讲有多条阳经通过，为诸阳之通道。从西医解剖讲，解剖结构复杂，部位重要，上则支撑头颅，下则联系躯干四肢，可称之为生命要道。因此，颈部一旦发生病变，会出现很多的复杂的临床症状与体征。

在颈部症候的检查、诊断与治疗中，不仅要注意定位检查、定位诊断、定位治疗，同时还应注意以下几方面：

1. 看准

看准即望诊检查时力争观察全面仔细。

2. 摸准

摸准即切循检查时对疾病、病灶特点（如病灶部位、

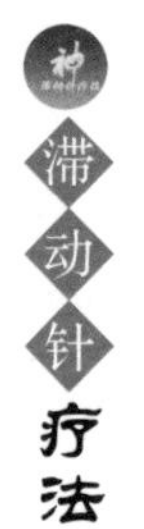

大小、范围、质地、深度、痛感）力争触摸准确。

3. **扎准**

扎准即选位准确，针达病所。

一、颈部症候群致病因素

引起颈部症候群的原因很多，可分为内因和外因两个方面。内因可见于椎间盘退行性变及退行性变促使椎体发生的代偿性增生。颈椎增生可发生在后关节、钩椎关节和椎体，引起一系列临床症状。外因可见于各种急慢性损伤，如颈部突然超越正常活动范围的运动，关节脱位，长期低头工作，头顶重物及肩负重劳动等，使颈椎处于异常解剖位置。

中医学认为40岁以上的中老年患者因肝肾不足、气血渐亏、经脉失养，加之长期伏案低头工作，如写字、缝纫等，久劳伤筋，或因颈部外伤，气滞血瘀，或因感受风寒湿邪侵入经络，经气受阻而发生颈部症候群。

二、颈部经脉特点

通过颈部的经脉以阳经为主，项中（脊柱中线）属督脉，项旁（脊柱中线旁开1.5寸）大筋中属足太阳膀胱经，大筋旁耳后属手少阳胆经。为便于临床操作，我们把颈部经脉定为5条线、2个点（图4-1）。5

条线即督脉线（棘突正中）、膀胱经线（棘突正中两侧各旁开 1.5 寸处）、颈夹脊线（棘突下缘正中各旁开 0.5 寸处）。2 个点即足少阳胆经风池穴（枕骨下缘，大筋外凹陷处）与肩井穴（大椎与肩峰连线中点）。

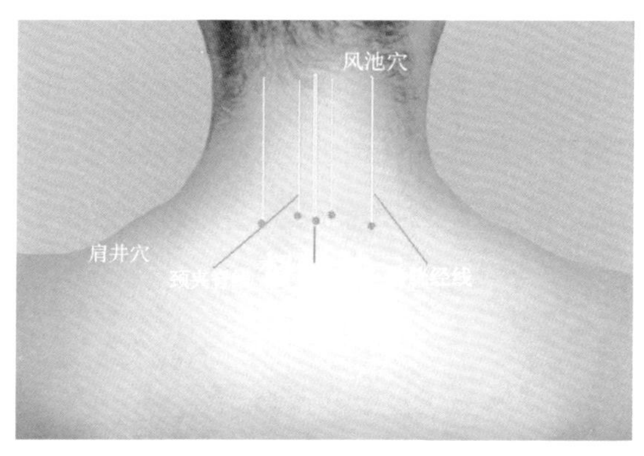

图 4–1　颈部经脉线、点示意

5 条线、2 个点的确立，有利于临床辨证选位、定位检查、定位诊断、定位治疗，有利于临床疗效的产生。

三、颈部结构特点

（一）骨骼特点

颈部的骨骼即颈椎，共有 7 块椎体。（图 4–2）位于头部、胸部与上肢之间，从齿状突上缘至第 7 颈椎椎体下缘（齿状突是上颈椎关节重要的骨性联结结构，位于脊柱的顶端）。除第 1 颈椎（寰椎）和第 2 颈

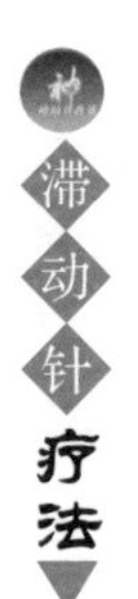

椎（枢椎）因形状特殊属特殊颈椎外，其余5个颈椎形态基本相似。寰椎由前弓、后弓和侧块组成；枢椎椎体上有齿突，与寰椎的齿突凹相关节；第2～6颈椎棘突末端分叉，横突上具有横突孔，有椎动脉于中穿行，关节突近于水平位；第7颈椎（隆椎）棘突长，不分叉，一般作为记数椎骨的标志。颈椎是脊柱椎骨中体积最小，但灵活性最大、活动频率最高、负重较大的节段。它为了支持头颅的重量，有坚强的支持力；

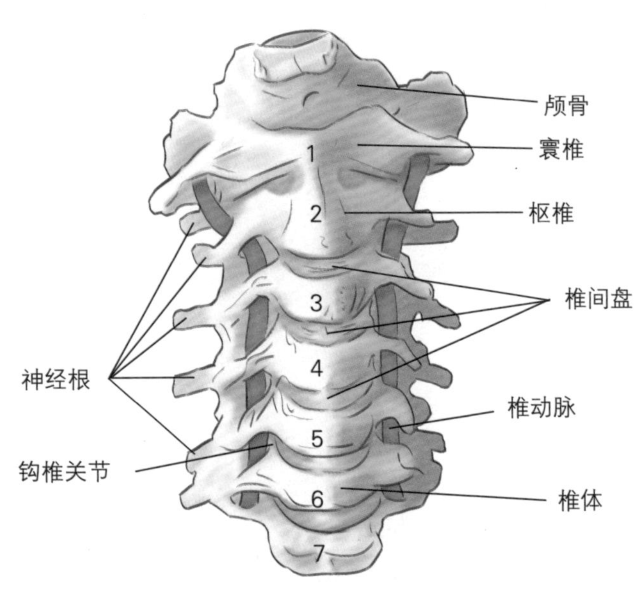

图4–2　颈椎正面示意

同时，为了适应视觉、听觉和嗅觉的刺激反应，需要有灵活而敏捷的可动性。颈在头和躯干之间，较为窄细，有重要组织器官密集其中，在此区域有8对颈神经，控制颈部、手臂和上身的运动。

1. 寰椎

寰椎即第1颈椎。它没有椎体和棘突，由前后弓和侧块组成。前弓较短，其后（内）面中部有关节面与第2颈椎的齿状突构成寰齿关节（图4–3）；前面中部有前结节，是两侧颈长肌的附着处。后弓较长，其后方有一结节而无棘突；此后结节突向上、后方，是两侧头小直肌的附着处。后弓上面两侧近侧块部各有一沟，称椎动脉沟；椎动脉上行出横突孔，绕过侧块，跨过此沟，再穿通环枕后膜，经枕骨大孔而进入颅腔。侧块上方有椭圆形凹陷的关节面，朝向内、前、上方，与枕骨髁构成寰枕关节；侧块下方有较平坦的关节面，朝向前、下稍内方，与第2颈椎的上关节面构成寰枢关节（图4–3）。侧块的外方有横突，能作为寰椎旋转运动的支点，比其他颈椎的横突既长且大。因前、后弓均较细，特别是与侧块相连处，易受暴力而导致该处骨折与脱位。

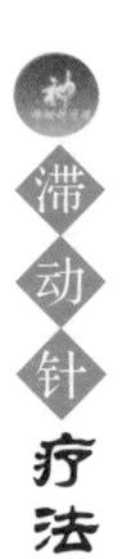

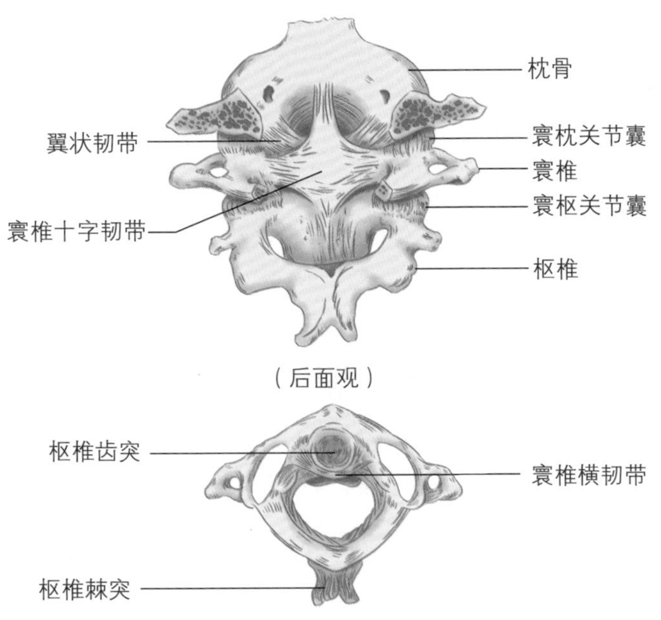

图 4-3　寰枢关节

2．枢椎

枢椎即第 2 颈椎。它和一般的颈椎相似，但椎体上方有齿状的隆突称为齿突，齿突可视为寰椎的椎体。齿突根部的后方，有寰横韧带，但此韧带较细小；齿突前面有一关节面与寰椎前弓构成寰齿关节。上关节面位于椎体和椎根连结处上方的粗大稍出的骨块上，朝向上、后稍外方，与寰椎的下关节面构成寰枢关节；第 2 颈脊神经位于该关节的后方，与下位颈脊神经和椎间关节的位置关系不同。枢椎的椎板较厚，其棘突较其下位者长而粗大，在 X 线片上看到上部颈椎有最大棘突者即为第 2 颈椎。枢椎的横突较小，方向朝下，只具有一个明显的后结节。齿突具有枢的作用，因而称此椎为枢椎。齿突在发育时较易出现缺如。齿突根部较细,在外伤时易骨折而导致高位截瘫,可危及生命。

3. 第 3 至第 7 颈椎

（1）椎体：一般较小，呈横椭圆形，上面的左右径约为 2.41cm，下面约为 2.28cm，均大于前后径。椎体中部略细，上下两端膨大，高约 1.47cm，上面在左右径上凹陷，下面在前后径上凹陷。上下椎体之间形成了马鞍状的对合，以便保持颈部脊柱在运动中的相对稳定。椎体上面的后缘两侧有向上的脊状突起称为钩突，它们与上位椎体下面的后缘两侧呈斜坡形对应部分相对合，形成所谓钩椎关节，即 Luschka 关节。颈椎 4 ～ 6 水平的 Luschka 关节是骨赘的好发部位。

（2）椎弓：椎弓向前与椎体相连处较细，称为椎弓根。上下椎弓根之间合成椎间孔。椎间孔的前内侧壁为椎间盘，上下为椎弓根，后外侧壁为关节突关节及其关节囊；脊神经在此合并由此孔穿出，神经根的营养动脉也经此孔进入椎管。椎弓根向后是板状部分称为椎板，上下椎板之间有黄韧带连接。

（3）突起：棘突位于椎弓的正中，呈前后位，突向后下方，棘突的末端一般都是分叉的，但第 7 颈椎分叉率只有 4%。横突呈额状位突向外方，略短而宽，上面有一深沟称为脊神经沟，有脊神经通过。横突的

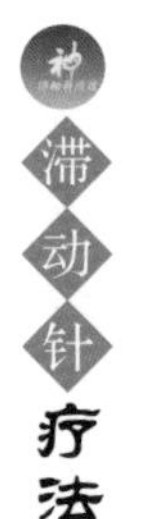

末端分裂成前、后两个结节，围成横突孔。关节突呈短柱状，位于横突之后，上下关节突之间的部分称为峡部，颈椎关节突的排列便利前屈和后伸运动。关节面平滑，呈卵圆形，覆有关节软骨，关节面朝向下前方，可以在下一个颈椎的上关节突上向前滑动。

（4）钩突：椎体上面周缘两侧偏后方的脊状突起，称为钩突。钩突多呈椭圆形，前方为斜方肌，外侧为横突孔，后外侧参与构成椎间孔前臂，内侧为椎间盘，其附近均为颈部重要的血管和神经，因此钩突结构在颈椎中具有重要的解剖意义。

（5）钩椎关节：由第 3 ～ 7 颈椎体上面侧缘的椎体钩与上位椎体的前后唇缘相接而形成的关节，又称 Luschka 关节。左右各一，为颈椎特有的关节。此关节能防止椎间盘向侧后方突出。由于该关节位于椎间边缘部，在颈椎做旋转等运动时，局部的活动度较大，两侧的钩状突起呈倾斜面，局部椎间隙较窄，颈椎活动所产生的压力和剪力常集中于此，因此可较早出现退行性变。在椎间盘退行性变时，此骨突遭受撞击并形变为硬化的骨刺，增生的骨刺可能压迫位于其后方椎间孔内的神经根，或影响位于其侧方的椎动脉血液循环，从而产生上肢疼痛、麻木或眩晕的症状。

（6）横突孔：颈椎的横突有前后两个结节，彼此相围构成横突孔，该结构为颈椎所特有。除第7颈椎横突孔较小外，其余均有椎动脉通过。颈部活动时，特别是颈椎不稳定时，横突孔内部结构易受到牵拉和挤压。当颈椎发生骨质增生等病变时，可导致椎动脉血流力学方面的改变，影响大脑血液供应，产生眩晕、恶心等颈椎病的症状。

从以上颈椎解剖结构特点不难看出，虽然颈椎在脊柱椎骨中体积最小，但其结构较为复杂，可以说是人体各部位中较为脆弱的部位，容易在频繁的活动中引起劳损及外伤，从而导致颈椎病等多种疾患。

（二）颈椎骨间的连结

1．韧带（图4–4）

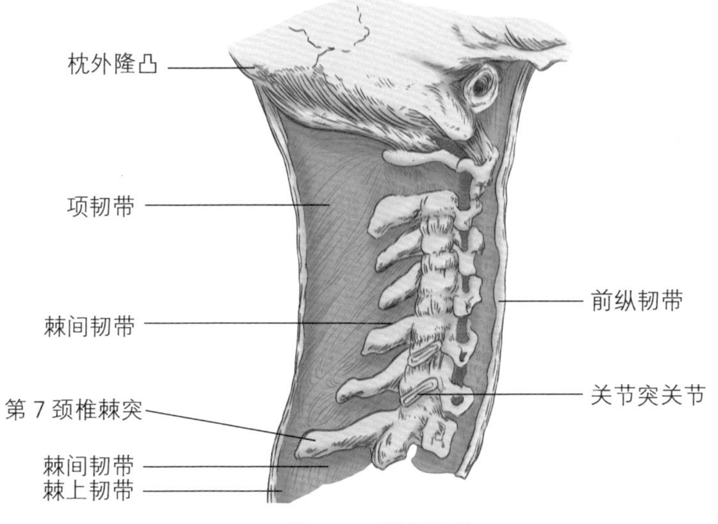

图4–4　颈部韧带

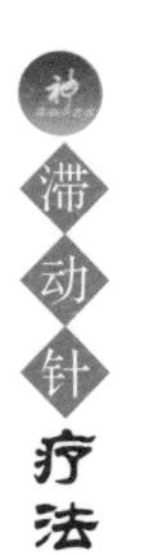

后纵韧带较细长，虽亦坚韧，但较前纵韧带为弱，位于椎体的后方，为椎管的前壁。在颈部脊柱、椎体的侧后方有钩椎关节，为椎间孔的前壁。钩椎关节的后方有颈脊神经根、根动静脉和窦椎神经；其侧后方有椎动脉、椎静脉和椎神经。

椎弓由椎间关节和韧带所连结。相邻椎骨的上下关节面构成椎间关节，由薄而松弛的关节囊、韧带连结起来，其内有滑膜。横突之间有横突间肌，对颈段脊柱的稳定性所起的作用很小。椎板之间有黄韧带，呈扁平状，黄色，弹性大，很坚韧，是由弹力纤维组成。棘突之间有棘间韧带和棘上韧带，使之相互连结。棘小韧带发育很好，形成项韧带。

2．颈椎间盘

椎间盘又称椎间纤维骨盘，是椎体间的主要连结结构，协助韧带保持椎体互相连结。自第2颈椎起，两个相邻的椎体之间都有椎间盘。相邻椎间有一定限度的活动，椎间盘富有弹性，能使其下部椎体所承受的压力均等，起到缓冲外力的作用；反向则减轻由足部传来的外力，使头颅免受震荡。全部椎间盘的总厚度约为脊柱总长度的20% ~ 25%。颈椎间盘前厚后薄，从而使颈椎具有前凸曲度。颈椎间盘的横径比椎体的横径小，钩椎关节部无椎间盘组织。

3. 纤维环

纤维环位于椎间盘的周缘部，由纤维软骨组成；纤维环的纤维在椎体间斜行，在横切面上排列成同心环状，相邻环的腰椎增生纤维具有相反的斜度，而相互交叉。纤维环的前方有坚强的前纵韧带，前纵韧带的深层纤维并不与纤维环的浅层纤维融合在一起，却十分加强纤维环的力量；纤维环的后方有后纵韧带，并与之融合在一起，后纵韧带虽较前纵韧带为弱，亦加强纤维环后部的坚固性。纤维环的周缘部纤维直接进入椎体骺环的骨质之内，较深层的纤维附着于透明软骨板上，中心部的纤维与髓核的纤维互相融合。纤维环的前部较后部为宽，因此髓核的位置偏于后方，髓核的中心在椎间盘前后径的中后 1/3 的交界部，是脊柱运动轴线通过的部位。由于纤维环后部较窄，力量较弱，髓核易于向后方突出，但因纤维环后方中部有后纵韧带加固，突出多偏于侧后方。

（三）脊髓

脊髓位于椎管内。常因压迫、刺激、变性等因素引起临床症状。早期症状表现为单侧或双侧下肢软弱无力，有麻木感，以至行走困难，脚好似踩在棉花上样感觉，胸或腰部有束带感。少有疼痛，继而出现上

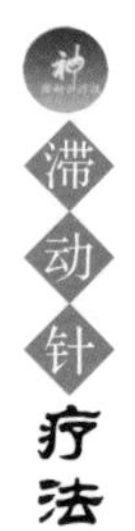

肢发麻，手部肌无力，严重者发展至四肢瘫痪，大小便功能障碍。此病多见于 40 ~ 60 岁的中老年人。

（四）颈神经

1．颈部脑神经

（1）舌咽神经：分布于咽部、舌部、耳内。与反射性调整血压和呼吸有关。

（2）迷走神经：主要成分为副交感神经，其作用能使心跳减慢、减弱，增强胃肠蠕动。在迷走神经受到损伤时，副交感神经功能受到抑制，交感神经功能亢进，表现为心跳加快、腹胀、消化不良等。

（3）副神经：由颈 3 ~ 4 神经组成。分布于胸锁乳突肌及斜方肌。损伤时，耸肩无力。

（4）舌下神经：分布于舌各部。

在上述 4 对脑神经中，因为有分支在口腔之内，所以当颈椎病影响到这些分支时便可能出现咽部感觉异常，在临床上易造成误诊。

2．颈部的脊神经

脊神经从脊髓发生，每个脊髓节发出一对脊神经，在颈部有 8 对脊神经，它们由椎间孔穿出椎管，分布到相应区域；在椎间孔，脊神经前方是椎体和椎间盘，后方是椎间关节。当椎体后缘骨质增生，椎间盘向后外侧突出都可使椎间孔变小，致脊神经受压，出现它支配区域的运动或（和）感觉障碍。

脊神经自椎间孔穿出后，在椎管外又结合形成颈丛神经和臂丛神经。（图 4–5）

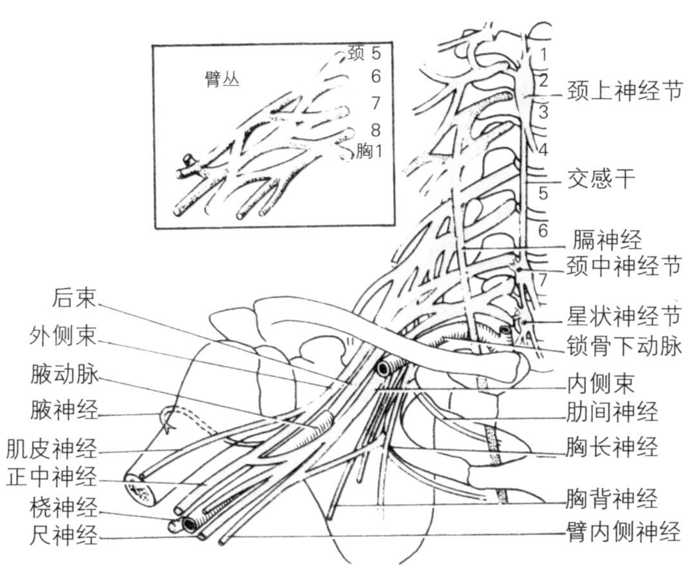

图 4–5　颈部神经示意图

（1）颈丛神经：由上 4 个颈脊神经组成，分别形成枕小神经、枕大神经、颈皮神经、锁骨上神经及膈神经。其大部为感觉神经，支配头枕部及颈前后部、胸肩部的皮肤感觉。膈神经还支配着膈肌的运动。

（2）臂丛神经：由下 4 个颈脊神经及胸 1 神经组成。分布于上肢、上胸部、上背部、肩胛等处的皮肤和肌肉，主管它们的感觉和运动，是颈椎病最常累

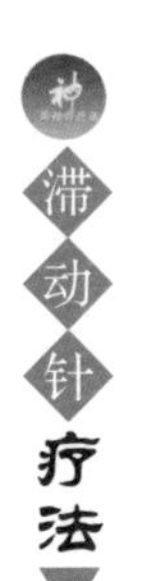

及的神经，常出现麻木或感觉过敏及运动功能丧失。

当颈部脊神经单侧或双侧受到压迫或刺激时，病人表现为颈肩痛、颈僵硬，且反复发作。常因劳累、寒冷、睡眠不佳或伏案工作过久而诱发，仰头、咳嗽、打喷嚏时加重，疼痛沿神经根支配区放射至上臂、前臂、手和指，颈部活动受限，有时可有头皮痛、耳鸣、头晕，重者手指麻木，活动不灵。

3. 颈部交感神经

颈部交感神经位于脊椎骨的两旁。颈椎退变时常累及交感神经，引发交感神经功能紊乱。如交感神经兴奋能使心跳加快、加强，肢体血管收缩，胃肠蠕动变慢，出汗等；副交感神经兴奋则使心跳减慢、变弱，胃肠蠕动加快等。若出现抑制时则相反。另外，交感神经和椎动脉相邻并分布于其上，因此，交感神经症候和椎动脉症候可能并存。当出现骨质增生时，可同时出现神经根症候及交感症候。

当颈椎旁的交感神经节后纤维受到刺激或压迫时，可引起头痛、头晕、耳鸣、耳聋、枕部痛、枕大孔压痛、视物模糊、眼窝胀痛、眼球震颤、流泪、鼻塞、心跳加快或减慢、心律紊乱、血压升高或降低、肢体发冷、皮肤瘙痒、麻木感、多汗或少汗等症状，这些症状可局限于单侧，也可见于双侧。

（五）椎动脉

椎动脉从第 6 颈椎横突孔开始通过，当颈椎的横突孔附近发生病变，如炎性病变（刺激、代谢物堆积）、肌痉挛（缺血性、炎性）、结节条索卡压等，致椎动脉的管径、血流量与血流速度相应发生改变，直接影响到颅内血管、神经组织的血液供应。而椎动脉管径的粗细、血流速度、血流量不仅取决于椎动脉血管本身，即椎动脉本身有无病变，还取决于椎动脉血管周围组织。经临床观察，头晕、视物不清等颈部症候群的发生多源于椎动脉周围软组织病变。椎动脉受压迫或刺激，除有颈部压痛、活动受限等颈椎病一般表现外，

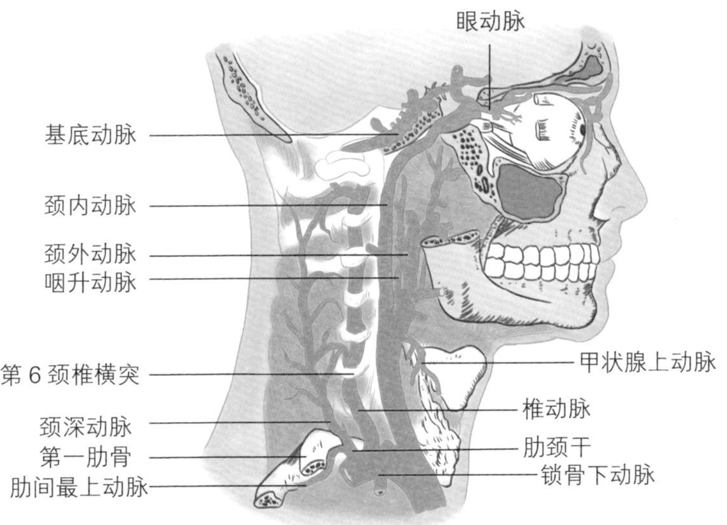

图 4-6　颈部动脉示意图

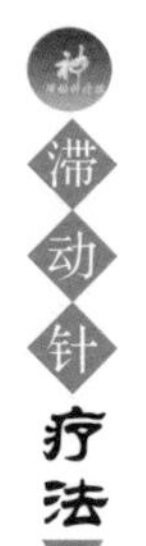

有时可表现为头痛、头晕、眩晕、视物不清、恶心、呕吐、耳鸣、耳聋等症状，甚至发生猝倒。其症状常为一过性缺血或脊髓缺血的表现。当体位改变时，供血恢复，症状便得以缓解。（图 4–6）

（六）颈部肌肉（后群）

颈部后群肌肉（图 4–7），肌群复杂，分布广泛，其功能主要为支持和运动，如前屈、后伸、左转、右转、左右旋转等。

1. 颈回旋肌（深层）

起于第 1 颈椎到第 7 颈椎横突，止于各椎板上。颈回旋肌上层是颈多裂肌，起于第 4 到第 7 颈椎关节突，止于第 1 到第 3 椎骨高度。二者都受脊神经支配。多裂肌和回旋肌是椎骨间深层的小肌肉，存在于脊柱全长。它的制约作用大于运动作用；在较大肌肉使脊柱弯曲时，它们防止个别的椎骨过度弯曲或旋转而脱位。在颈部的回旋肌是不明显的，而且不是每一个人都有。多裂肌跨越 2 ~ 4 个椎关节，只旋转一个或两个关节。

2. 颈半棘肌（深层）

主要功能是伸展头部，侧屈颈部，使头向对侧旋转，在提物和向前倾斜时参与支持头部。通常是超负荷使用并常处于紧张状态，易因之产生紧张性头疼（头后部）。

3．头最长肌（深层）

主要功能是伸展头部，向同侧屈曲颈（侧屈），前倾时支撑头部。

4．斜角肌（深层）

主要功能是使颈椎侧曲、屈曲，使头向两侧旋转，抬高胸廓。斜角肌承受张力大，易引起疼痛。

（1）前斜角肌：起始点在第 2 ～ 5 颈椎横突，止点在第 1 肋骨。神经支配为颈神经丛（C1–7，T1）。

（2）中斜角肌：起始点在第 1 ～ 6 颈椎横突，止点在第 1 肋骨。神经支配同上。

（3）后斜角肌：起始点在第 4 ～ 6 颈椎横突，止点在第 1 肋骨。神经支配同上。

5．肩胛提肌（浅层）

在抬高肩胛骨时，协助斜方肌；在使盂状窝下旋时，协助菱形肌。肩胛提肌是背部和肩部携带重物时最易负重过度的肌肉之一，是颈部和肩部疼痛和紧张的常见位置。

6．头半棘肌

位于颈上背部，在夹肌之下，颈最长肌和头最长肌的内侧。

7. 夹肌

头夹肌和颈夹肌是转头和伸展颈部的肌肉。

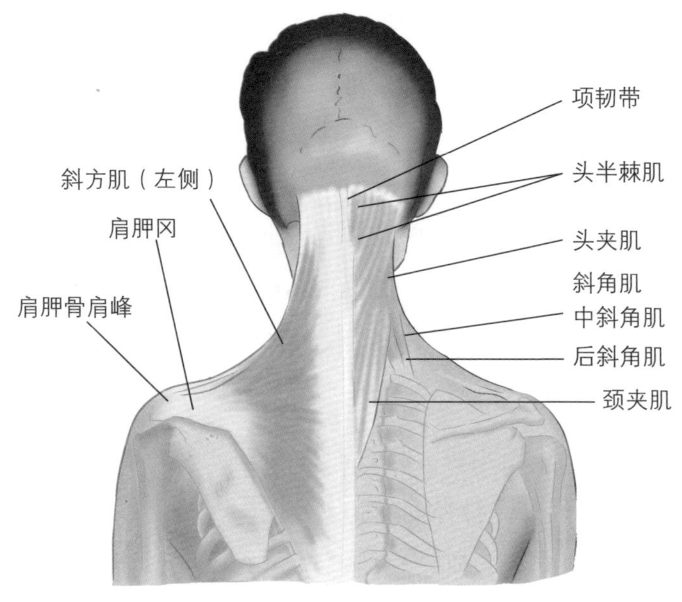

图 4–7　颈部肌肉（后群）

8. 斜方肌（浅层）

斜方肌覆盖颈后部、肩部和背上部其他肌肉的表面，是颈后部重要的肌肉，也是肩部和背部的肌肉。斜方肌覆盖面大、功能多，其主要功能有：提高肩胛骨（与肩胛提肌一同作用），向上方旋转肩胛骨（向上移动关节盂），使肩胛骨回缩（向脊柱方向拉），压低肩胛骨，伸展头和颈（双侧活动），转动头和颈（单侧活动）。

斜方肌损伤可引起多种疼痛和不适：肩部上斜方

肌的激发点引起颈上部至乳突和耳上方至颞部的疼痛，也引起下颌角疼痛；中斜方肌和下斜方肌的激发点引起颈后部颅底、肩后部和肩胛骨之间疼痛；在中斜方肌的激发点，特别是位于接近肩峰外侧端的激发点引起上臂近端外面下至肘部的疼痛。

四、临床常见症候

1．肌肉症候

肩部、肩胛、背部、上肢肌肉的不适、僵硬、肿胀、疼痛和活动受限等。

2．神经根症候（颈椎后外侧）

疼痛、麻木。

3．椎动脉症候（颈椎侧方）

头晕、视物不清。

4．交感神经症候（颈椎侧方交感神经节）

情绪变化、心律不齐等。

5．脊髓症候（颈椎管内脊髓）

无力、脚底“踩棉花感”。

6．头面部症候

头痛、视物不清、眼干、耳鸣等。

五、检查

检查以望诊和切诊为主。

望诊，即观察颈部活动是否自如，有无受限。

切诊，切循肌肉有无僵硬、结节、条索、压痛点为主。必要时配合颈部 X 线、CT、核磁等检查。

六、诊断

依据病因、症候、功能状态与辅助检查做出临床诊断（定位诊断）。

第二节　颈部症候群的治疗

一、治疗原则

治疗以整体调理与施治为原则。一般情况下，依据病人临床特点采取远端经络调理与局部病灶治疗相结合。适于局部区域或定位治疗的应首先采取局部区域或定位治疗。如，颈部结节或条索（多发生在第 2 颈椎与第 5 颈椎棘突旁 1.5 寸处），常导致患者头痛、恶心、失眠、头晕等症状。此时采取结节点或条索处直接施“滞针同时行动针”操作，即刻取得“针出结节散，痛消失”的效果。又如，颈部僵硬、酸胀不适，伴前屈功能受限；其病因多为风寒或瘀血致颈部经络（督脉、膀胱经）经气宣发不畅，项韧带与颈部肌群僵硬、活动受限；此时采取大椎上三针（大椎上及各旁开 1.5 寸处选取 3 个进针点），平刺（向枕骨方向）

进针 3.0 寸，滞针同时行动针操作；颈部经气即刻得到宣发，使僵硬组织变软，酸胀不适与运动功能受限得到改善与恢复。

二、针法选用

1．动态通督经气直接宣发法

选取颈部督脉大椎上（位置在第 7 颈椎棘突上缘，比大椎穴略高）及与之平齐的两侧膀胱经处（相当于颈椎横突尖）为治疗点，简称为“大椎上三针”（图 4–8）。三针在一个水平线上向枕骨下缘平刺进针，一般掌握在 3.0 寸为宜。

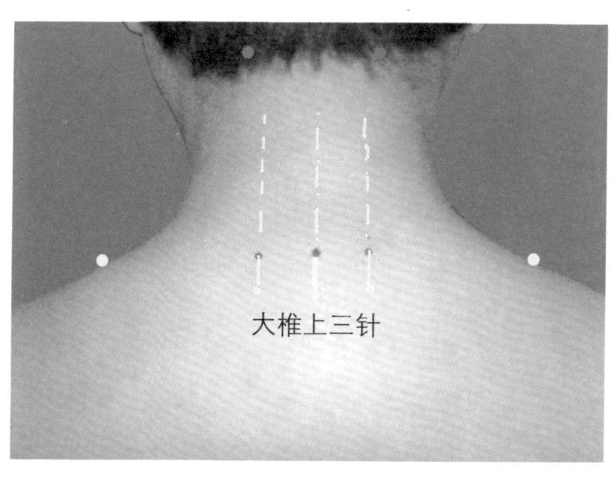

图 4–8　大椎上三针

2．动态经络平衡调理法

由于经络循行不畅或瘀堵致组织僵硬、肿胀，活动不利，常在本经络与相关经络实施动态平衡调理。

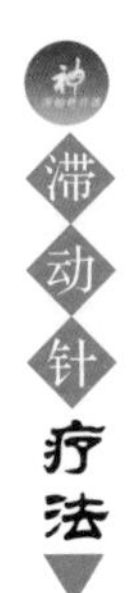

如颈椎病常选用三焦经中渚穴、外关穴，督脉长强穴，膀胱经承山等穴进行动态平衡调理。

3. 动态软坚散结法

即在病灶、结节、条索等处直接动态施针，产生即刻软坚散结效应。

4. 动态功能受限点减压松解法

即在肌肉、韧带、筋膜、血管、神经、脊柱交感神经节周围动态施针，以解除挛缩组织本身的张力，同时解除对周围组织、器官的卡压。

三、治疗方法

（一）经络治疗

适用于风寒、劳损、瘀血引起的颈部僵硬不适、肿胀疼痛、活动受限。

主要选位：大椎上三针。①第 7 颈椎棘突上缘；②第 7 颈椎棘突上缘两侧各旁开 1.5 寸处。（图 4–9）

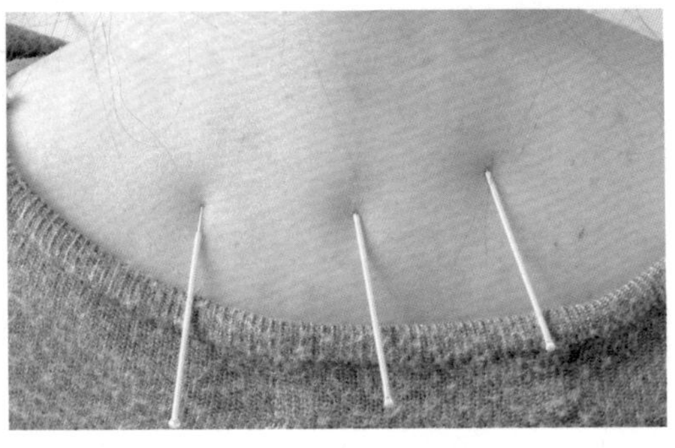

图 4–9　大椎上三针刺法

刺法：①第 7 颈椎棘突上缘斜刺进针 0.5 寸，行滞动针操作 3 ～ 5 次，或平刺进针（沿颈椎棘突上缘，枕骨大孔方向）1.5 ～ 3.0 寸，直提动针操作 3 ～ 5 次（即平刺直提操作并用）。②第 7 颈椎棘突上缘，各旁开 1.5 寸，斜刺进针，深 0.5 寸，或平刺进针（枕骨大孔方向）1.5 ～ 3.0 寸。

配穴及刺法：长强、肩井，常规刺法，长强可向上平刺直提。

功用：通督脉，宣发颈部膀胱经经气，在散瘀通络的基础上改善颈部肌群弹性，恢复运动生理功能。

（二）对症治疗

适用于风寒引起的颈部拘挛、僵硬、偏头痛等。

主要选位：①第 7 颈椎棘突上缘；②风池。（图 4–10）

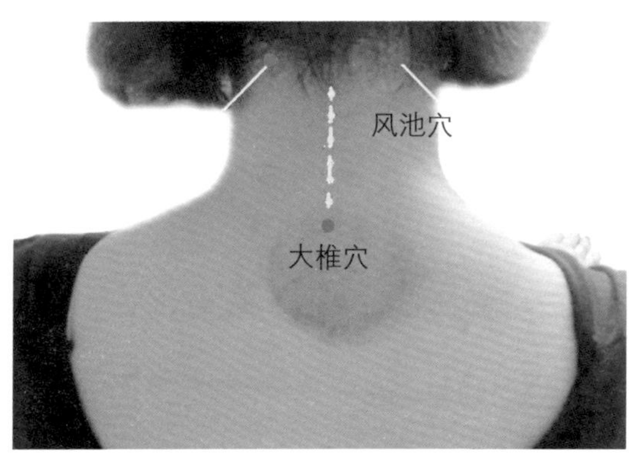

图 4–10　大椎上、风池三针

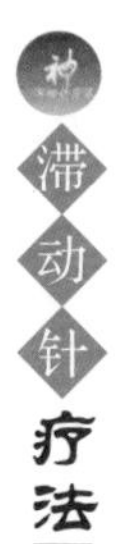

刺法：①第 7 颈椎棘突上缘斜刺进针 0.5 寸，行滞动针操作 3 ～ 5 次，或平刺进针（沿颈椎棘突上缘，枕骨大孔方向）1.5 ～ 3.0 寸，直提动针操作 3 ～ 5 次。②风池穴，枕骨下缘大筋旁凹陷处斜向对侧眼球进针，深 0.5 ～ 1.0 寸，或斜向后下牵动 3 ～ 5 次。

配穴及刺法：肩井、外关，常规刺法。

功用：解除挛缩组织对寰椎与枕骨之间颈神经的卡压。

（三）化瘀治疗

适用于久痹，督脉及颈夹脊穴受累。

主要选位：①第 7 颈椎棘突上缘；②颈夹脊穴（颈椎棘突下缘旁开 0.5 寸）。（图 4–11）

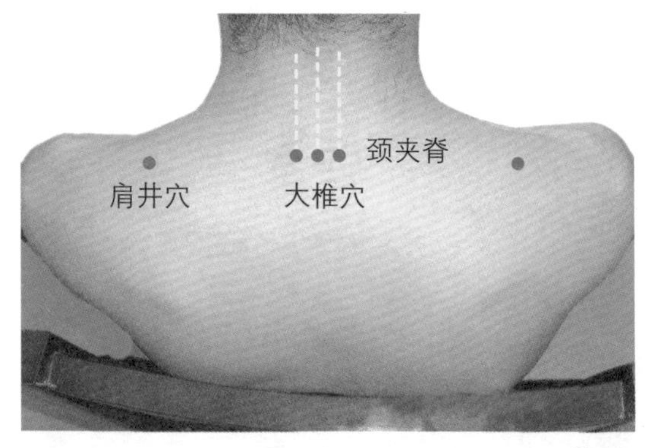

图 4–11　大椎上、颈夹脊穴三针

刺法：①第 7 颈椎棘突上缘斜刺进针 0.5 寸，行滞动针操作 3 ～ 5 次，或平刺进针（沿颈椎棘突上缘，枕骨大孔方向）1.5 ~ 3.0 寸，再行直提动针操作 3 ~ 5 次。②颈椎棘突旁开 0.5 寸直刺进针 1.0 ~ 1.5 寸（经皮—棘上韧带—肌间韧带—黄韧带—硬脊膜外），或斜刺进针深 0.5 寸，行滞动针操作 3 ~ 5 次。或平刺进针（枕骨大孔旁方向）1.5 ~ 3.0 寸，再直提行滞动针操作 3 ~ 5 次。

配穴及刺法：肩井直刺（捏提）进针，深 0.5 ~ 0.8 寸，或透刺（大椎穴方向）2.0 ~ 3.0 寸；肩髃直刺 1.0 ~ 1.5 寸；条口穴直刺 1.0 ~ 2.5 寸。

功用：调和督脉气血，通利诸阳经脉，散瘀除痹。多裂肌、回旋肌（深部组织）松解、减压、按摩；颈椎管、椎间孔内口（神经出口内口）减压、减张，松解粘连、挛缩组织。

（四）区域治疗

适用于神经根型颈椎病，病变涉及颈丛神经与臂丛神经支配区域。

主要选位：①膀胱经，颈椎棘突旁开 1.5 寸处；②椎间孔，在两横突间隙的神经根出口。（图 4–12）

刺法：①膀胱经直刺进针 1.0 ~ 1.5 寸，行滞动针操作 3 ~ 5 次；②肩胛骨内上角（松解肩胛提肌）斜向大椎方向进针 2.0 寸（透刺大椎），行滞动针操作 3 ~ 5 次。

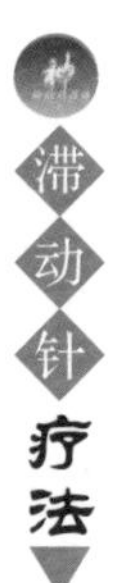

配穴及刺法：天宗、支正，常规针刺。

功用：解除肿胀、粘连组织对神经根的卡压。

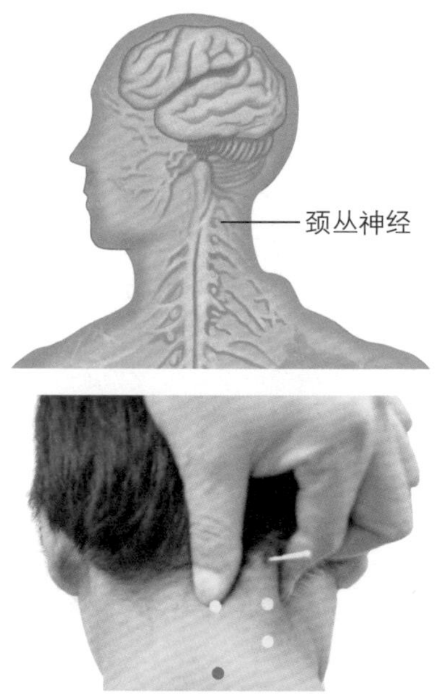

图 4–12　颈丛神经施针区

（五）定位治疗

1．椎动脉供血不足引起的相关症候

主要选位：①膀胱经，即颈椎棘突旁开 1.5 寸处；②横突孔，即颈椎棘突上缘旁开 1.3 寸处；③横突间隙，即上位横突下缘与下位横突上缘之间。（图 4–13）

刺法：①膀胱经分段（颈 2、颈 4、颈 6）直刺进针 1.0 ~ 1.5 寸，行滞动针操作 3 ~ 5 次；②膀胱经透刺，即于第 7 颈椎棘突旁开 1.5 寸处斜刺进针 0.5 寸，平刺进针（向枕骨大孔旁方向）2.0 ～ 3.0 寸；③横突孔直刺进针 1.0 ～ 1.5 寸，行滞动针操作 3 ～ 5 次；④棘突间隙直刺进针 1.0 ～ 1.5 寸，行滞动针操作 3 ～ 5 次。

配穴及刺法：长强、承山、肩井、支正，常规针刺。

功用：直接对椎动脉及横突孔周围的粘连、挛缩组织进行松解和减压。

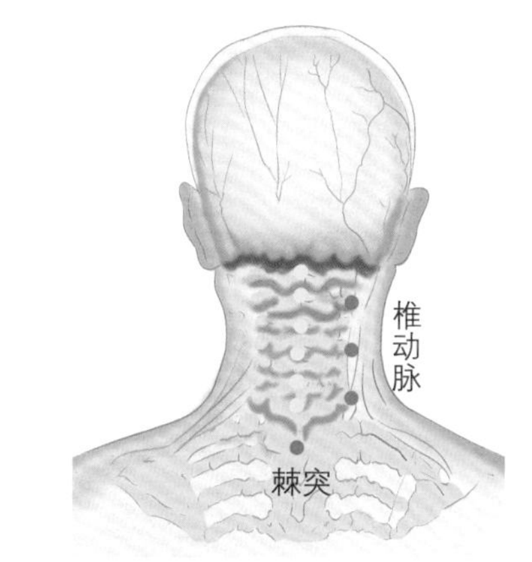

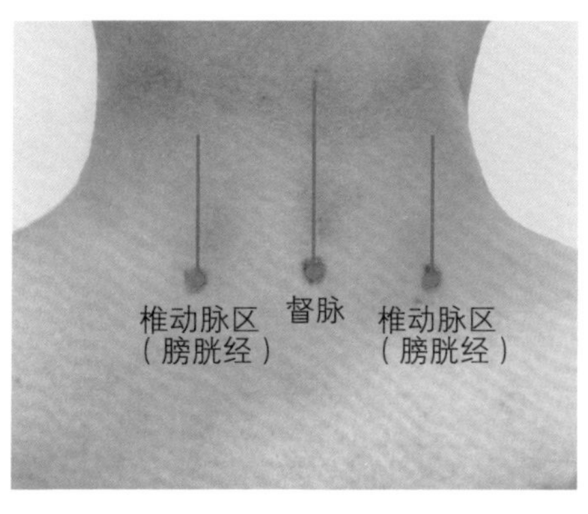

图 4–13　椎动脉施针区

2. 交感神经功能紊乱的相关症候

主要选位：①膀胱经，即颈椎棘突旁开 1.5 寸处；②横突间隙，即颈椎棘突下缘，旁开1.5寸处；③横突尖，即颈椎棘突旁开 1.5 寸处。（图 4–14）

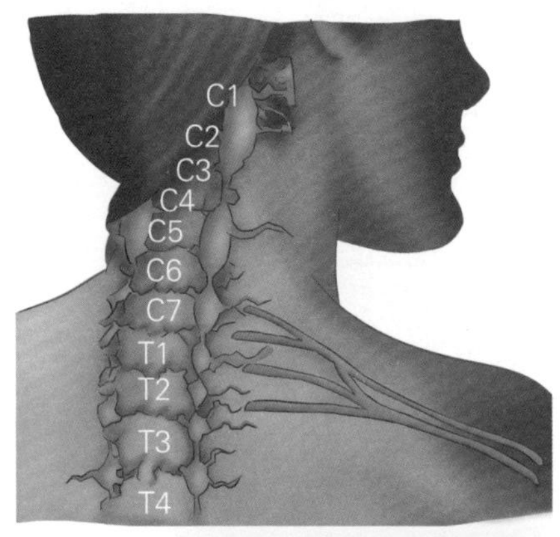

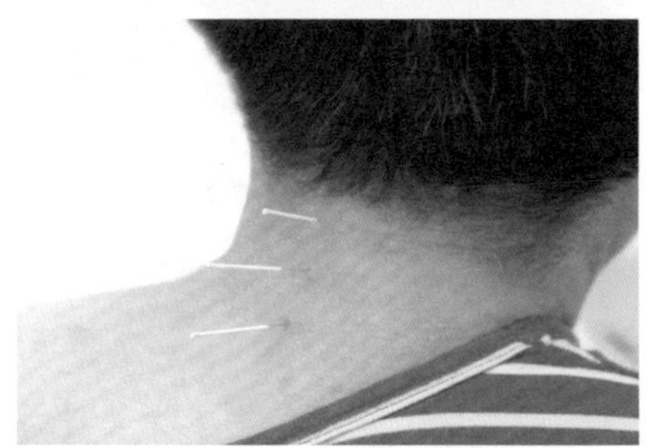

图 4–14　颈交感神经节施针区

刺法：①膀胱经直刺进针 1.0 ～ 1.5 寸，行滞动针操作 3 ～ 5 次。②膀胱经透刺，即于第 7 颈椎棘突旁开 1.5 寸处斜刺进针 0.5 寸，行滞动针操作 3 ～ 5 次，或行平刺进针（向枕骨大孔旁方向）2.0 ～ 3.0 寸，再直提行滞动针操作 3 ～ 5 次。③横突间隙（颈椎棘突下缘旁开 1.5 寸处）直刺进针 1.0 ～ 1.5 寸，行滞动针操作 3 ～ 5 次。④于横突尖（颈椎棘突旁开 1.5 寸），沿横突尖边缘直刺进针 1.0 ～ 1.5 寸，行滞动针操作 3 ～ 5 次；或横突尖透刺，即于第 7 颈椎棘突旁开 1.5 寸处斜刺进针 0.5 寸，后沿着横突尖透刺风池穴，行滞动针操作 3 ～ 5 次。

配穴及刺法：百会、肩井、内关，常规针刺。

功用：松解粘连，并解除挛缩组织对交感神经的炎性刺激和卡压。

3．脊髓受压的相关症候

主要选位：①督脉大椎穴（病灶点）；②颈夹脊穴，即棘突下缘旁开 0.5 寸处。（图 4–15）

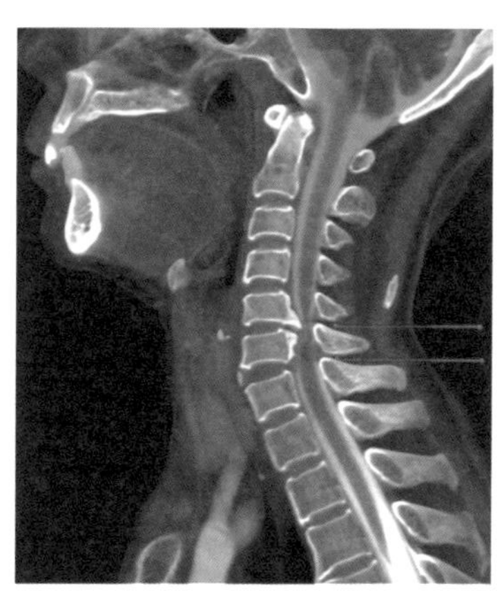

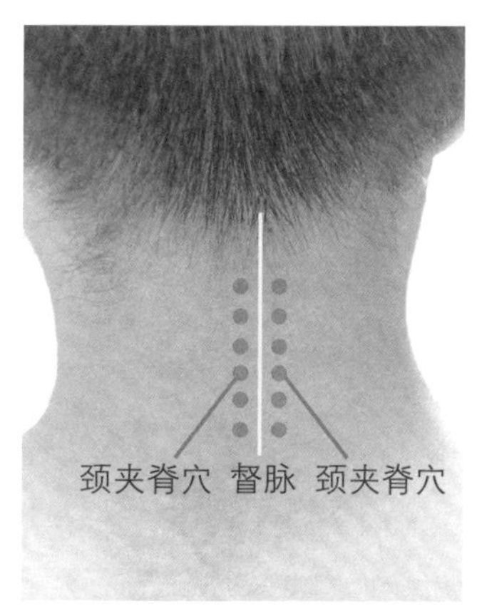

图 4–15　脊髓卡压处施针区

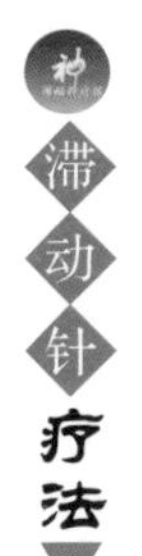

刺法：①大椎穴，即第7颈椎棘突下缘斜向上经皮、棘上韧带、肌间韧带、黄韧带、椎管、硬膜外进针1.0～1.5寸，斜向后下方牵动3～5次。治疗时，患者倒坐在木质椅子上，双上肢平放在椅子横梁上，前额紧贴于双上肢上保持头部稳定（此时颈椎前屈角度约45°）。当针进到椎管内时有一种落空感，此时将针体向外提出（避让，免于刺伤硬脊膜），再行滞动针操作。②颈夹脊穴，即颈椎棘突下缘旁开0.5寸处，直刺进针1.0～1.5寸，行滞动针操作3～5次。③颈部督脉透刺，颈夹脊透刺。

配穴及刺法：昆仑透太溪。

功用：颈椎管减压；松解肌间韧带、黄韧带及椎间孔周围粘连组织；多裂肌、回旋肌深部组织松解、减压。

（六）病灶点治疗

适用于能在颈肩肌肉处摸到结节、条索与痛点的治疗。

治疗选位：结节、条索、痛点直接施针。

功用：软坚散结，疗效直接、快速。

（七）功能受限点治疗

1. 颈椎前屈功能受限

治疗选位：①选第7颈椎棘突下缘为进针点；②同时选取第2-3、第3-4、第4-5颈椎棘突间隙旁开0.5

寸处。

刺法：①第7颈椎棘突下缘为进针点，向枕骨大孔方向平刺进针3.0寸，斜向后下牵动3～5次；②棘突间隙旁开进针处，直刺1.0～1.5寸，提动3～5次。

功用：松解项韧带、多裂肌与回旋肌，恢复颈部前屈功能。

2. 颈部后伸功能受限

治疗选位：选取第5～6颈椎、第6～7颈椎、第7颈椎－第1胸椎棘突间隙旁开0.5寸处。

刺法：直刺1.0～1.5寸，提动3～5次。

功用：松解多裂肌与回旋肌，恢复颈部后伸功能。

3. 颈部转动功能受限

治疗选位：向左转动功能受限，取右侧胆经肩井穴；向右转动功能受限，取左侧胆经肩井穴。

刺法：向大椎方向平刺进针3.0寸，向后下牵动3～5次。

功用：松解斜方肌，恢复颈部转动功能。

四、病案举例

病案1

陈某，男，70岁，干部。

症状：病程在10年以上；颈部肌肉僵硬面积如

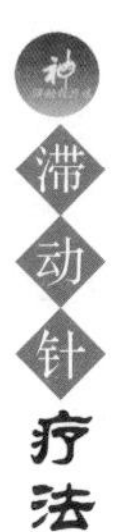

龟板大小，皮温寒凉，肌肉质地硬似木板，棘上韧带硬如钢丝，三棱针用力点刺难以入皮。颈部疼痛并功能严重受限，颈前屈5° ～10° ；后伸0° ～5° ；左转、右转5° ～10° ；伴有失眠、头晕、咬牙、小便失禁等。

X线检查示：韧带、肌肉钙化，颈椎生理曲度消失，颈椎间隙变窄。

诊断：颈部肌肉韧带钙化综合征。

治疗原则：通督脉、宣发颈部经气、除痹散瘀。

主要选位：督脉第7颈椎棘突上、膀胱经棘突旁开1.5寸处、颈夹脊穴、胆经肩井与风池。配合督脉、膀胱经穴1～2个，及相关经络穴位2～3个，如中渚穴（三焦经）、支正穴（小肠经）、阳陵泉（胆经）等穴。

刺法：在第7颈椎棘突上，沿着颈椎棘突上缘向枕骨大孔方向平刺2.0寸～3.0寸，止于枕骨大孔下一寸。左手捏提治疗部位组织行辅助运动，右手向后下牵动固定后的针体行动态施针。反复操作3～5次后出针。

膀胱经在棘突旁开1.5寸处分段直刺进针（一般选3个点，即颈2、颈4、颈6），深1.0～1.5寸。

颈夹脊穴选颈椎棘突下缘旁开0.5寸处，直刺进针，深1.0～1.5寸。

针刺肩井穴时常采取捏提法向大椎（透刺）方向平刺进针 2.0 ～ 3.0 寸，斜向后牵动；风池穴斜向对侧眼球方向进针，深 0.5 ～ 0.8 寸，斜向后下牵动。

疗程：治疗采取前 3 天每天治疗 1 次。依据病情变化可随时调整间隔治疗时间，如 2 或 3 天治疗 1 次。配以动态火罐疗法及温经散寒，活血化瘀药物外敷。

分析：督脉统领诸阳经，主一身阳气。由于颈部督脉及相关经络瘀堵不畅致肌肉、韧带长期失去濡养使病变组织僵硬变性，此时在原有穴位难以进针与施针。滞动针疗法对此类疾病的进针点多在病变组织与健康组织交界处，进针深度与针体运行在病变组织之下。动态通督脉宣发颈部经络之经气；动态激发颈部经络之活性；动态加速颈部经络气血流速与流量；动态散瘀行气除痹；恢复项韧带弹性与功能。

在膀胱经施针，主要疏通膀胱之经络，化瘀散结；解除因痉挛、僵硬、粘连组织对椎间孔（神经根）、横突孔（椎动脉）、横突尖（交感神经节）卡压；解除疼痛、麻木、头晕及交感神经功能紊乱。

在颈夹脊穴施针主要是加强通督脉作用；松解深部多裂肌、回旋肌；改善颈椎后伸功能障碍（常用颈 5、颈 6、颈 7 三个夹脊穴）。

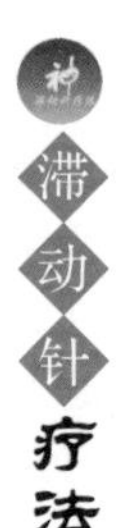

在肩井、风池施针，主要是疏通胆经，通督脉，松解斜方肌。

疗效：共治疗 15 次，疼痛、头晕、咬牙、小便失禁基本恢复正常，颈椎前屈，后伸，左右屈功能恢复正常，临床治愈。随访 3 年未复发。

讨论：患者的特点：一是年龄大；二是病程长；三是病情程度重；四是病变以颈部为主；五是临床表现复杂、多样；六是临床治疗资料少。

治疗从三方面入手：

1. 辨证分型，按中医病因病证辨证分析，此类疾病仍属风寒、瘀血、肝肾气亏虚致颈部经络通道不畅，气血瘀滞、濡养缺失。解决办法，疏通病变部位经络，温经散寒，化瘀行气。同时兼调相关经络与脏腑功能，以求治标同时治本。

2. 借鉴现代医学理论，依据解剖、肌肉、韧带病变部位与神经组织受损区域进行定位、定点。解决办法，病灶点施针，如同在经络中搬开石头，气达病所，效应快速直接。

3. 针药并用，近期疗效快速，远期疗效稳定，不易复发。

滞动针疗法在治疗此类疾病中之所以能得心应手，

疗效即刻显著，关键在于动态施针。动态施针动力与对经络冲击力大；激发量足，气血上升、代谢速度快，作用一点效应一面，并在动态操作过程中起到“刀”的功效，即减压、减张、松解粘连、解除挛缩、钙化组织卡压。由于利用生物力学原理，在治疗中因人、因证、因病情需要采取不同动针频率、动针幅度、动针质量、动针技法进行个性化调治，在调治过程中既达到并实现不损伤组织、不留瘢痕，亦不产生疾病后遗现象。

病案 2

吴某，女，50 岁，职工。

主诉：左眼复视 2 年。

检查：经沧州市中心医院眼科、神经内科及脑核磁检查均无异常。

诊断：颈源性视力障碍（左眼）。

治疗原则：疏经通络，活血化瘀。

主要选位：风池穴、颈椎棘突下缘旁开 1.5 寸、太冲穴。

操作 ：风池穴用 1.5 寸滞针，斜向对侧眼球刺，深 0.8 寸。进针后行右捻滞针，同时做斜向后牵动动作 3 ~ 5 次。颈椎 2、4、6 棘突下缘旁开 1.5 寸处，（属膀胱经）。每个点捏提后直刺进针。深 1 ~ 1.5 寸。滞

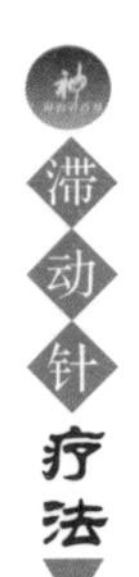

针后迅速提动针体 3 ～ 5 刺后出针。太冲穴直刺，深 0.5 ～ 1.0 寸。

治疗过程：①应用滞动针疗法对与该病有关的穴位、经络进行调理与疏通；②对颈部神经、椎动脉、横突孔周围僵硬、挛缩、卡压组织（浅、深部肌肉）动态松解。经过 5 次相关经络调理与颈部软组织动态松解，患者视力障碍完全恢复。随访 3 年未见异常。

附图：椎动脉、交感神经节区进针（膀胱经）示图

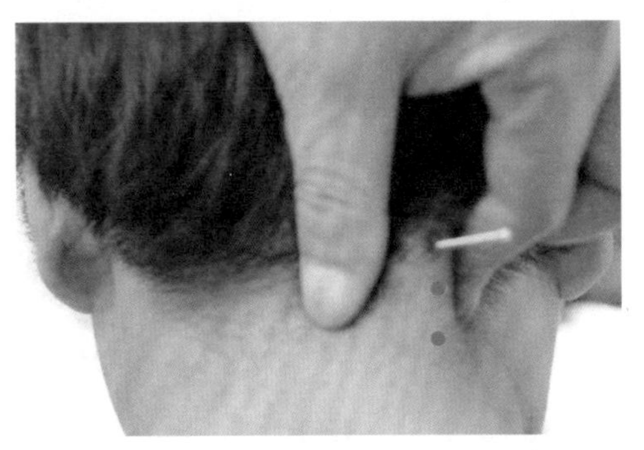

病案 3

石某，女，45 岁，服务员。

主诉：颈部疼痛、眩晕、视物不清、恶心、心悸、失眠多梦伴颈部活动受限，肩痛伴前臂痛 3 年。

检查：精神萎靡、面色枯黄。颈前屈 10° ～ 15°，后伸约 10°，左转、右转 30°。X 线片示颈椎生理曲度消失。

颈部切循，项肌僵硬（督脉），颈夹肌僵硬（膀胱经）并双侧结节（颈 2、4、6 棘突旁）似枣大，压痛明显并向头部放射。斜方肌（胆经）僵硬、压痛。

诊断：颈椎病混合型（太阳经输不利）。

治疗原则：软坚散结，疏经通络。

主要选位：第 7 颈椎棘突上缘或长强，大椎两侧旁开 1.5 寸处，风池穴或肩井穴，颈夹脊穴，局部筋节处。

操作：

1. 第 7 颈椎棘突上缘，捏提后平刺进针（向枕骨大孔方向）2.0 ～ 3 .0 寸。滞针后迅速向斜下方牵动 3 ～ 5 次出针。或远端选取长强穴施针，尾骨尖捏提后，沿棘突上缘平刺进针（向颈椎方向）3.0 寸。滞针后迅速牵动 3 ～ 5 次后出针。

2. 膀胱经施针，大椎各旁开 1.5 寸处，捏提后平刺进针（向枕骨大孔旁）2.0 ～ 3.0 寸。滞针后迅速向斜下方牵动 3 ～ 5 次出针。

3. 胆经施针，选单侧或双侧风池穴。或远端选取肩井穴，捏提后斜刺进针（向大椎方向）3.0 寸。滞针后牵动 3 ～ 5 次后出针。

4. 颈夹脊穴，棘突下缘旁开 0.5 寸处。直刺进针，深 0.8 ～ 1.0 寸（肌间韧带，多裂肌，回旋肌，椎管，

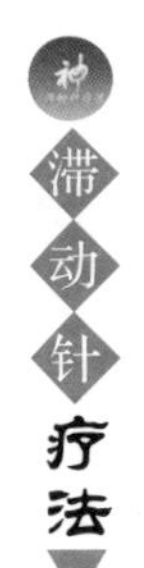

神经根内口）。滞针后迅速提动 3 ～ 5 次后出针。

5. 阿是穴。局部筋结处针刺。

疗程：每次选取 1 ～ 2 条经络，主穴（本经）选 1 ～ 3 个，配穴选 1 ～ 3 个，采取交叉配穴（同经）或表里，相邻经络穴位配穴。每日 1 次，连针 3 次。

效果：此患者经 3 次滞动针疗法施治，颈部疼痛消失、眩晕、视物不清、恶心、心悸、失眠多梦明显改善，颈部功能恢复正常，随访 1 年未复发。

讨论：该患者面黄、萎靡、失眠、多梦，纳差、周身无力，颈部疼痛、头晕，伴颈部功能活动受限，曾多次就医治疗效果不佳。查颈部督脉、膀胱经处僵硬、寒凉，伴筋结、条索，压痛感明显并向头部传导。按中医医理属阳虚证，同时伴有经络瘀滞，气血运行不畅。对于该患者采取疏通局部经络，解结散瘀治疗。疗效观察：针出后，局部组织由硬变软、皮温由凉变热、功能活动由受限变自如，结节变软、变小、消失。患者自觉症状改善明显，体征基本恢复正常。

临床实践启发我们，治标还是治本要根据患者的具体病情、症状、体征特点，经络、脏腑以及病变部位（原发还是继发），有时是局部病变但可波及全身，那这个局部病变就是本，理应先于解决，才能达到针到病除之目的。

附图：颈椎功能障碍治疗前后功能比较

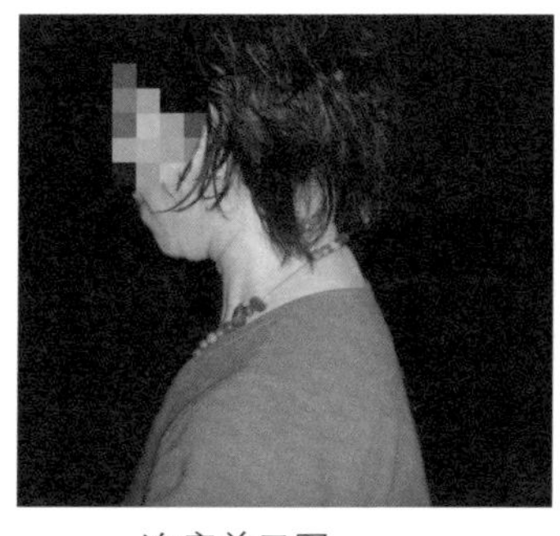

治疗前示图

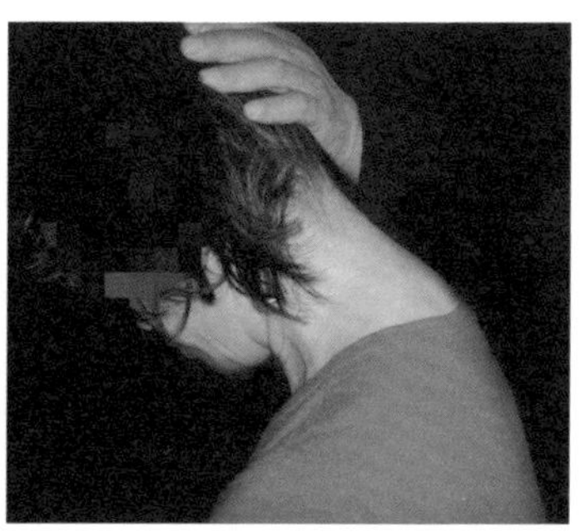

治疗 1 次后示图

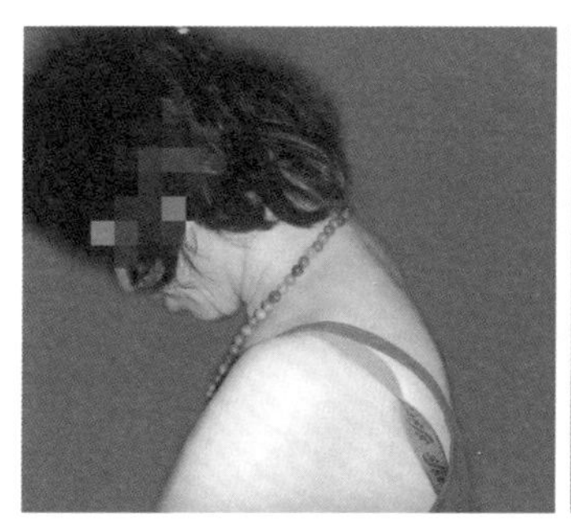

治疗 2 次后示图

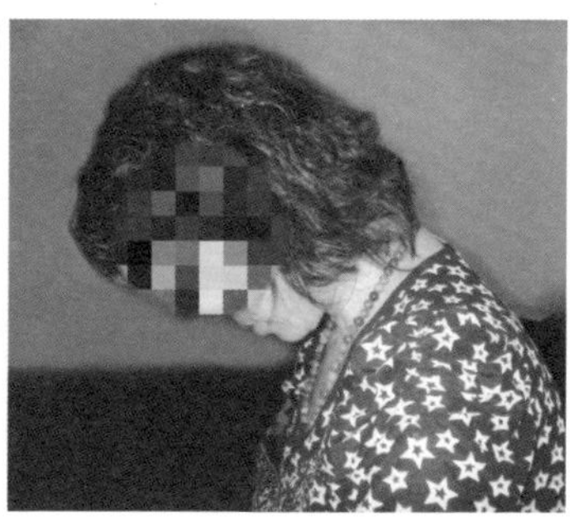

治疗 3 次后示图

病案 4

徐某，女，55 岁，退休教师。

主诉：眩晕、恶心、心慌 8 个月。

检查：颈部活动受限，稍有活动即刻眩晕、恶心加重。切循颈部（督脉），棘上韧带僵硬，棘突两侧（膀胱经）结节、条索，压痛明显。

诊断：椎动脉型颈椎病（经输不利）。

主要选位：病灶点、颈部夹脊穴、颈椎两侧 1.5 寸膀胱经。

操作：

1. 病灶点直接施针，一般选取 3 个点，即第 2 颈椎、第 4 颈椎、第 6 颈椎横突间隙直接施针。

2. 膀胱经施针，大椎各旁开 1.5 寸处，捏提后平刺进针（向枕骨大孔旁）2.0 ～ 3.0 寸。滞针后迅速向斜下方牵动 3 ～ 5 次出针。

3. 颈夹脊穴，棘突下缘旁开 0.5 寸处。直刺进针，深 0.8 ～ 1.0 寸（肌间韧带，多裂肌，回旋肌，椎管，神经根内口）。滞针后迅速提动 3 ～ 5 次后出针。

疗程：每日 1 次，连针 3 次。

疗效：第 1 次治疗后，眩晕、恶心、心慌等症状明显改；第 2 次治疗后上述症状基本消失；第 3 次治疗后上述症状完全消失，痊愈。随访 1 年未复发。

讨论：病灶点直接施针与病变经络施针调理，不仅对疾病起到直接的治疗作用，同时，起到对疾病的间接调理作用。收到标本兼治的治疗效果。

首先解除椎动脉卡压：采取病灶点直接施针，一般选取第 2 颈椎、第 4 颈椎、第 6 颈椎横突间隙直接施针，以松解椎动脉、横突孔周围僵硬、挛缩组织以解除对椎动脉的卡压，使其恢复生理功能。

其次要解除炎性组织对颈椎交感神经节刺激与压迫。交感神经节位于脊柱两侧，当僵硬、挛缩、粘连、炎性组织刺激颈椎旁交感神经节时，即产生交感神经节病变征候群。如心慌等症状。滞动针直接作用交感神经节周围僵硬、挛缩、粘连、炎性组织，以解除对交感神经节的刺激与压迫，起到症消病自灭的效果。

最后散瘀通络：膀胱经施针（棘突下缘旁开 1.5 寸处），以解决太阳经输不利，气血调达不畅。

病案 5

孙某，男性，60 岁，职工。

主诉：颈部疼痛伴走路时“踩棉花感”。

诊断：脊髓型颈椎病（核磁报告）。

主要选位：第 7 颈椎棘突上缘、大椎两侧旁开 1.5 寸处、病变部位棘突下缘、颈夹脊穴。

操作：

1. 疏经通络，通督脉，第 7 颈棘突上缘平刺进针（向枕骨大孔）3.0 寸。大椎两侧旁开 1.5 寸处，与大椎平齐，平刺进针（向枕骨大孔旁）3.0 寸。

2. 选病变部位棘突下缘，斜向上进针，通过棘上韧带、肌间韧带、黄韧带达硬脊膜。一般进针深度为 1.0 寸。滞针后迅速向后斜下方牵动 3 ～ 5 次出针。

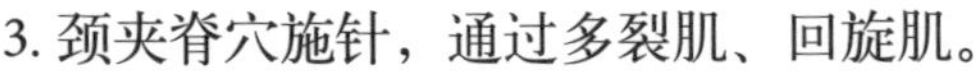

3. 颈夹脊穴施针，通过多裂肌、回旋肌。

疗程：每周 1 次，连针 3 周。并口服及大椎穴外敷活血化瘀药物、膏剂。

疗效：经上述治疗 3 次，颈部疼痛症状消失，“踩棉花感”明显改善。

附图：

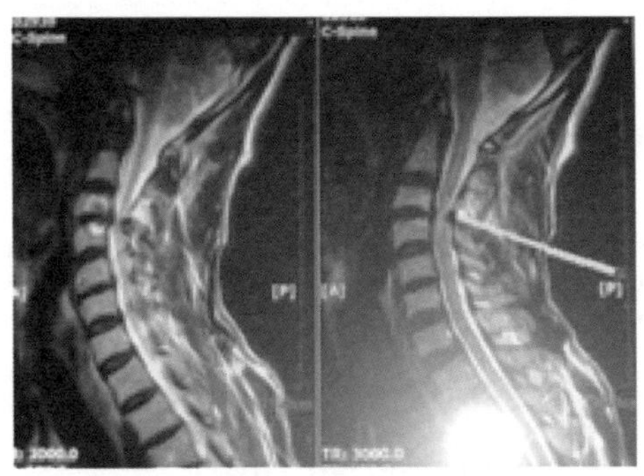

狭窄处进针（棘突下缘）示图

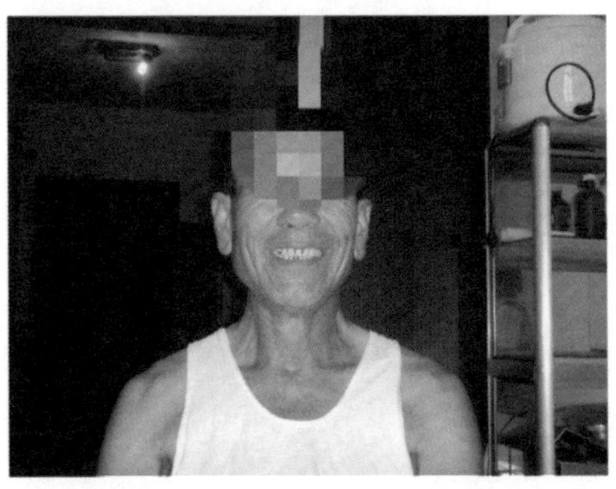

治疗 3 次后患者表情示图

讨论：颈椎管狭窄症，临床诊断并不困难；治疗大多采取手术治疗。而选用滞动针疗法治疗颈椎管狭窄症（腰椎管），主要目的是：①调理经络；②椎管减压。椎管减压主要是通过椎体狭窄处（病灶）直接施针，进行动态操作以减轻椎管内的压力，缓解因脊髓受压产生的“踩棉花感”。

此疗法在脊髓型颈椎病的应用中，属于临床探索与观察阶段。但通过临床10余例患者的治疗与观察情况看，疗效应该说是满意的，也是可以应用与实施的。

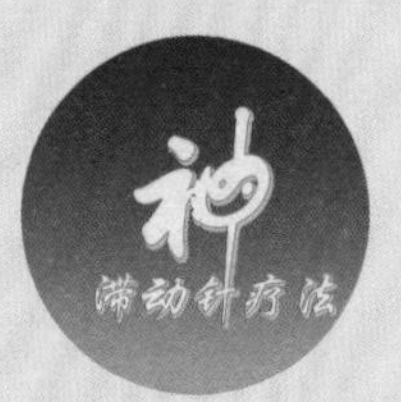
神
滞动针疗法

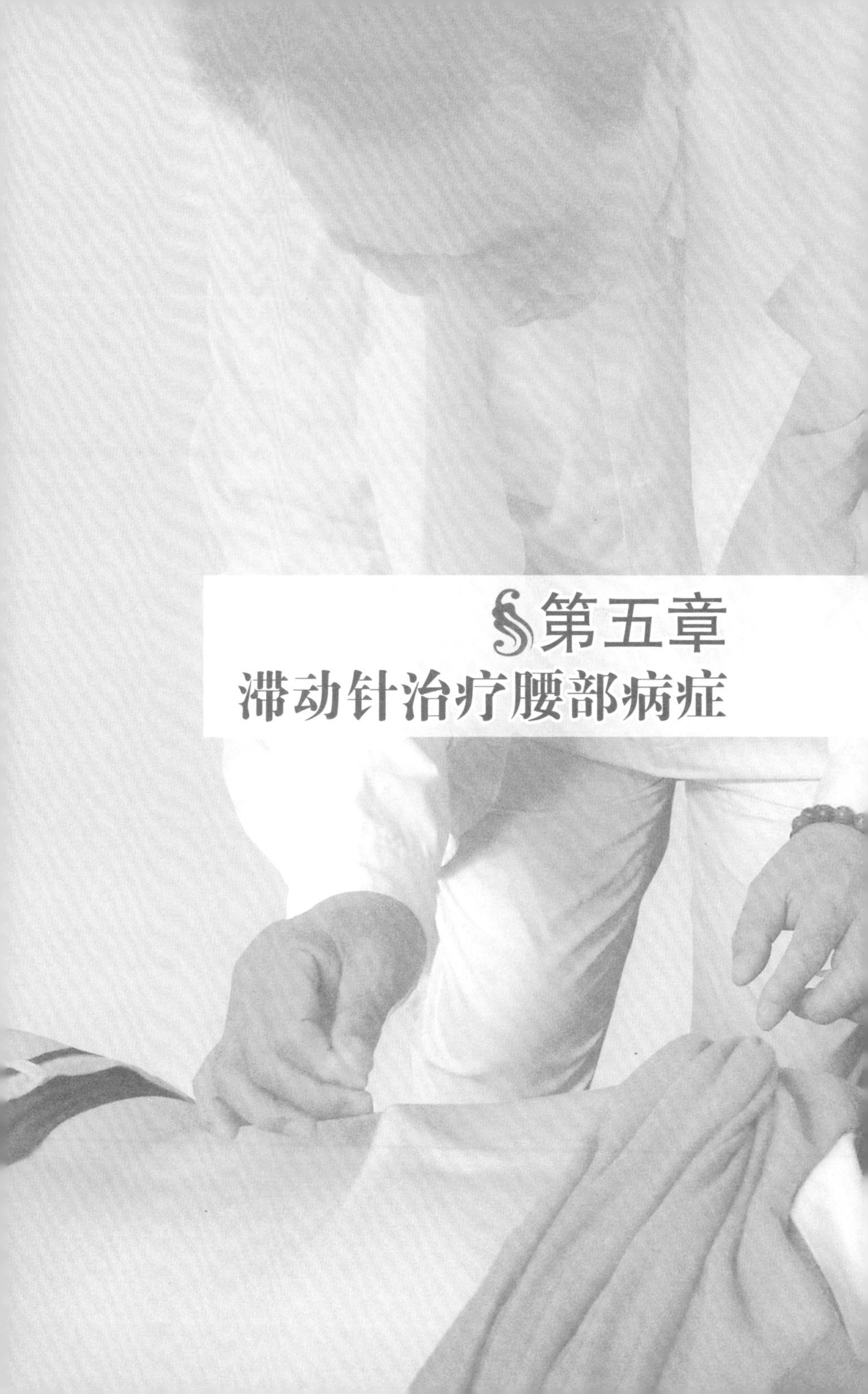

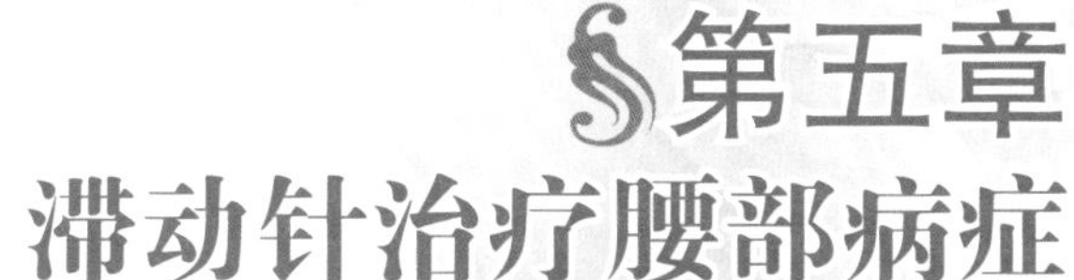

第五章 滞动针治疗腰部病症

第一节 概 述

腰部病证多以自觉腰部疼痛为主要表现，可同时伴有腰部功能障碍、下肢酸痛麻木等。

一、腰部病症的发病因素

腰部脊柱支持着人体60%以上的重力，并从事着伸、屈、旋转等复杂的运动。在进行负重和活动过程中，脊柱结构中的任何部分发生损伤，病理性损害，结构异常，全身代谢和内分泌紊乱，姿势不良，身体虚弱、肌肉无力，风寒湿入侵等，均可引起腰痛或腰伴腿痛，但最常见的原因还是腰臀部筋肉损伤。

中医学认为，腰痛与以下因素有关：一为筋骨劳损，闪挫扭伤，或跌打碰撞，或操劳过度，而致气滞血瘀发为腰腿痛。二为外邪袭于肌腠，着于腰部，致经气运行失畅，导致腰腿痛。三为肝肾不足，如肝肾素虚，又操劳过度，或年老体衰，肝肾精亏，气血亏损，不荣筋骨。

二、腰部经脉特点

腰部主要有督脉，位于脊柱正中线（棘突）；两侧伴有腰夹脊穴，夹脊穴位于棘突下缘旁开0.5寸处；膀胱经经脉，位于脊柱正中线两侧1.5寸处。

中医特别强调“腰”的重要性，称之为“肾之府”。

三、腰部生理特点

腰部脊柱负重大、活动频繁。其椎体与肌肉不仅承载着人体上半身的全部重量与运动功能，同时还关联着下半身的功用。因此，腰部组织极易发生生理性退变与病理性疾患。

四、腰部结构特点

腰椎负重大，因此椎体粗壮，呈肾形，上下面扁平；腰椎椎弓很发达；棘突呈板状，宽而短，呈水平向后伸，故腰椎与棘突体表位置一致。

腰椎骨共有 5 块，每个椎体间都有椎间盘，椎管中有脊髓通过。椎体间由肌肉、韧带固定连接，伴有神经、血管。（图 5–1）

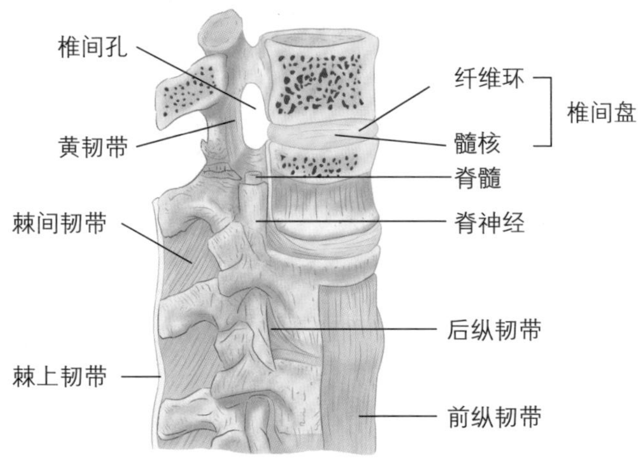

图 5–1　腰椎纵观示意

第二节　腰椎间盘突出症的治疗

一、致病因素

腰椎间盘突出症是指因腰椎间盘发生退行性改变，加上外伤及积累性损伤，造成纤维环薄弱或断裂，造成髓核向病变部位移动或挤压，逐渐形成一个膨隆样的突出物，直接或间接压迫、刺激腰部脊神经根，引起以腰及下肢疼痛、麻木为主要临床表现的一种脊柱病。

中医认为，本病因筋骨劳损，闪挫扭伤，或跌打碰撞，或操劳过度，使筋骨损伤，气滞血瘀；风寒侵袭，多由劳累过度，睡卧湿地，或冒雨赶路，或冷浴受凉，感受风寒，寒凝气滞，经脉拘挛不畅；肝肾不足，如督脉病变累及肝肾，或肝肾素虚，又操劳过度，或年老体衰，肝肾精亏，气血亏损，不荣筋骨。

二、临床表现

主要临床表现为腰及下肢疼痛、麻木，一般是先腰痛后腿痛。痛点多在 L4–5 间隙或 L5–S1 间隙。按压时局部常有疼痛并沿着坐骨神经走行放射（大腿后方、小腿外后方、足背外侧）。

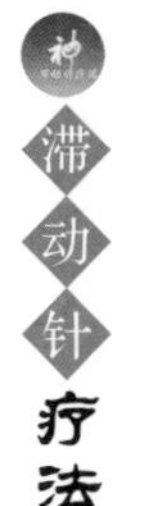

三、定位诊断

直腿抬高试验及弯腰、屈颈试验阳性，并发腰椎管狭窄时，行走呈间歇性跛行。

1．L3-4 椎间盘突出，L4 神经根受压：常出现腰、背、髋、大腿外侧痛，小腿内侧麻木，股四头肌无力，膝反射减弱或消失。

2．L4-5 椎间盘突出，L5 神经根受压：常出现侧腰背痛，髋痛，向下放射至大腿、小腿后外侧及足跟；小腿外侧或包括拇趾足背的麻木，偶有足下垂。膝反射、跟腱反射一般无改变。

3．L5-S1 椎间盘突出，S1 神经根受压：腰背痛，骶髋部痛，髋痛，向下放射至大腿、小腿后外侧及中趾，足背麻木。肌力减弱不多见。

四、治疗

1. 选位

（1）经脉选取：常选取膀胱经、腰夹脊、督脉、胆经为主。如，弯腰时腰痛，常选取膀胱经（委中或承山）施针；站立时腰痛，常选取腰夹脊穴施针。（图 5-2）

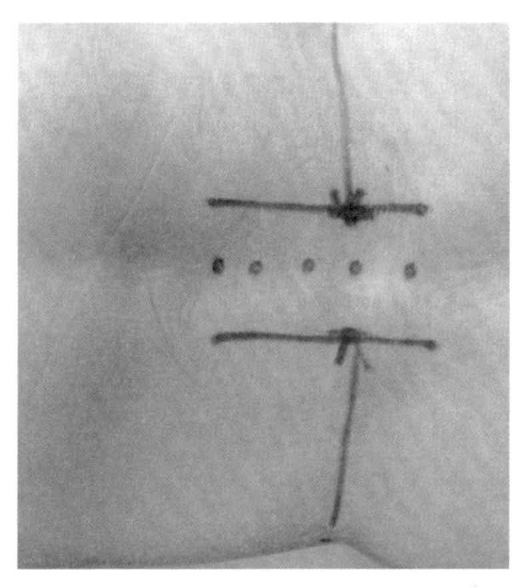

图 5-2 腰部经脉选位

(2) 定位选取：棘突、椎弓根、椎间隙、横突尖（图5-3）。如，痛点仅限于棘突时，可直接在棘突部位施滞针，同时行动针操作；又如，痛点仅限于椎弓根或横突尖时，可在痛点直接实施滞针，同时行动针操作。作用直接，效果显著。

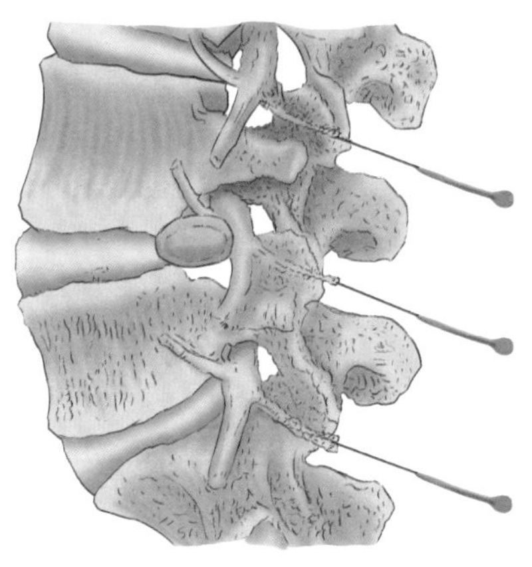

图 5-3 腰椎间隙进针示意

2. 定位

膀胱经：气海俞、大肠俞、关元俞、秩边、承扶、承山。腰夹脊穴。督脉。

3. 刺法

（1）气海俞直刺进针 1.0 ~ 1.5 寸，行滞动针操作 3 ~ 5 次。

（2）大肠俞直刺进针 1.0 ~ 1.5 寸，行滞动针操作 3 ~ 5 次。

（3）关元俞直刺进针，1.0 ~ 1.5 寸，行滞动针操作 3 ~ 5 次；可行以上 3 个俞穴透刺。

（4）秩边直刺进针 1.0 ~ 2.0 寸，行滞动针操作 3 ~ 5 次。

（5）承扶直刺进针 1.0 ~ 3.0 寸，行滞动针操作 3 ~ 5 次。

（6）承山直刺进针 1.0 ~ 2.0 寸，行滞动针操作 3 ~ 5 次；可透刺承筋、飞扬。

4. 配穴及刺法

（1）环跳（股骨大转子后方，并足直立时出现的凹陷处）直刺进针 2.0 ~ 3.0 寸，行滞动针操作 3 ~ 5 次。

（2）阳陵泉穴（小腿外侧，腓骨小头前下缘凹陷）直刺进针 1.5 ~ 2.0 寸，行滞动针操作 3 ~ 5 次。

5. 功用

腰椎管减压；松解病变部位粘连组织（神经根周

围），解除因炎性刺激引起的肌肉、韧带挛缩与筋结组织对神经的卡压；近端治疗病灶，远端调理经络。操作时应注意，先行经络调理（健侧与患侧），后行病灶治疗（病灶对应的健侧）。

附 1：直腿抬高四针法

临床中，腰椎间盘突出或长期腰腿痛的患者直腿抬高试验常呈阳性反应（术后）。其原因，一与腰部神经有关，二与炎性刺激有关，三与肌肉痉挛有关。

笔者通过对大量临床直腿抬高试验阳性患者的治疗，总结出直腿抬高四针治疗法：

1. 选穴

取足太阳膀胱经承山、承筋、殷门、承扶 4 个穴位。（图 5–4）

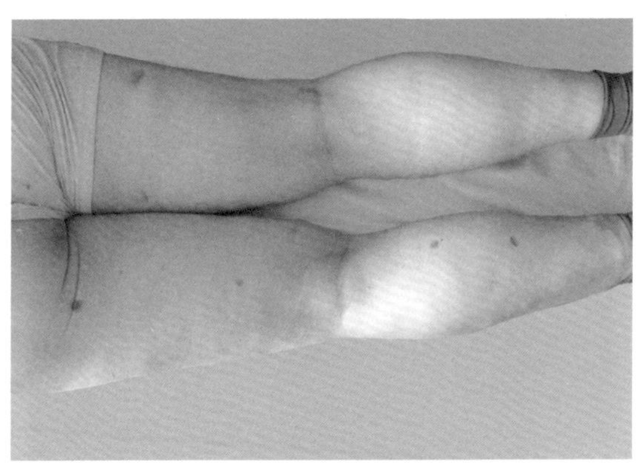

图 5–4　直腿抬高四针疗法的选穴

2. 患者仰卧位，施治者握住患者踝关节，肘关节

抵住患者膝关节，将患侧直腿抬高呈 15° ～ 30° 。（图 5–5）快速将 2.0 寸滞针分别刺入所选穴位，行滞针操作后向下牵动 3 ～ 5 次，即刻出针。

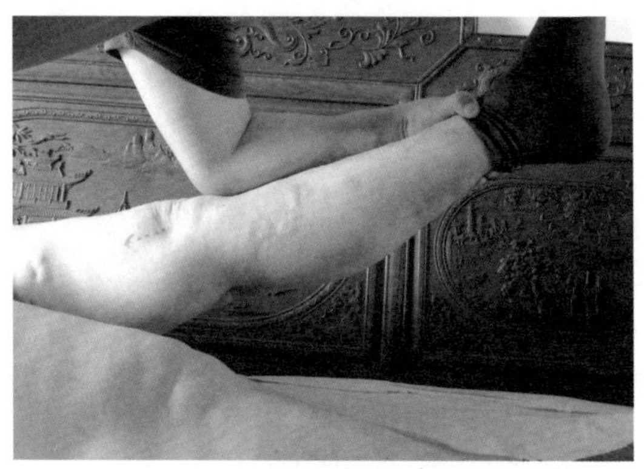

图 5–5　直腿抬高四针疗法的体位

附 2：八髎穴治疗臀部疼痛

臀部疼痛者，常选择八髎穴进行治疗。

取穴：双侧上髎、次髎、中髎、下髎。

针法：多采取四穴透刺。（图 5–6）

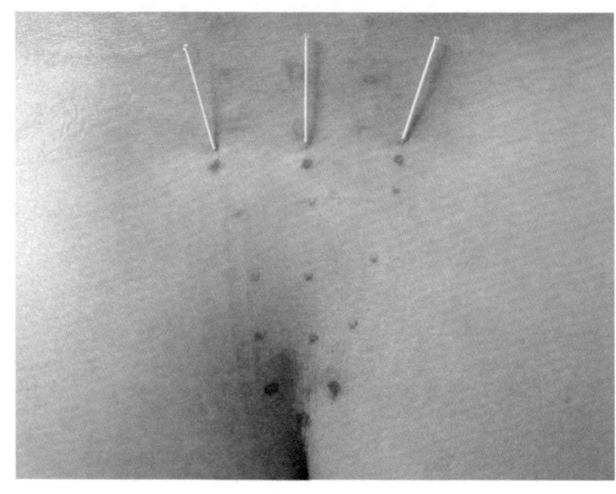

图 5–6　八髎穴施针

五、病案举例

病案 1

刘某，男，70 岁，退休教师。

主诉：腰痛 10 年，伴腿痛 2 年，走路时走走歇歇。

检查：腰肌僵硬呈板状，前屈 30°，后伸 15°，左右屈 15°，活动严重受限。直腿抬高试验 15°。切循（膀胱经）承山穴压痛明显，大肠俞、气海俞、关元俞压痛呈阳性。核磁示：L4–L5 椎间盘突出合并腰椎管狭窄。

诊断：腰椎间盘突出合并腰椎管狭窄症。

治疗原则：活血化瘀，疏经通络，补益肝肾；松解腰椎（神经根）深部及周围僵硬、粘连、挛缩组织；椎管减压。

主要选位：①膀胱经大肠俞，即第 3 腰椎棘突下缘旁开 1.5 寸处；秩边穴，即第 4 骶椎棘突下旁开 3 寸处；承山穴。昆仑穴；②腰阳关穴；③腰夹脊穴直刺进针；④环跳穴。

操作：

1. 大肠俞即第 3 腰椎棘突下缘旁开 1.5 寸处，直刺进针，深 1.0 ~ 2.0 寸。秩边穴即第 4 骶椎棘突下旁开 3，直刺进针，深 1.0 ~ 2.0 寸。承山穴一穴 3 刺，即直刺进针，深 1.0 ~ 2.0 寸；平刺进针（向上透刺承筋穴）

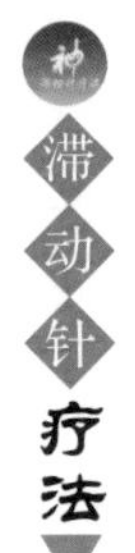

3.0 寸；平刺进针（向下透刺飞扬穴）3.0 寸。昆仑穴直刺进针（透太溪穴），深 0.5 ～ 1.0 寸。

2. 腰阳关穴斜向上刺 0.5 ～ 1.0 寸。

3. 腰夹脊穴直刺进针，深 1.0 寸。

4. 环跳穴直刺进针，深 2.0 ～ 3.0 寸。

每次选取膀胱经穴 1 ～ 2 个；腰夹脊穴，1 ～ 2 个；督脉穴或胆经穴 1 个。

疗程：隔日 1 次。

疗效：经滞动针疗法 5 次治疗，腰痛症状消失；10 次治疗，走路时间歇性跛行消失。属临床治愈，随访 3 年未复发。

病案 2

张某，男，28 岁，农民。

主诉：腰疼伴腿痛 10 年，腰椎间盘突出术后 3 个月。

检查：在 L3 ～ L5 腰椎棘突旁见一长约 10cm 左右术后瘢痕；直腿抬高试验 5° ～ 10° 。

诊断：腰椎间盘突出症术后后遗症。

治疗原则：疏经通络、行气化瘀。

主要选位：长强、气海俞、大肠俞、关元俞、承山、承筋、殷门、承扶。

操作：

1. 长强穴平刺进针 3.0 寸，滞针后斜向后下牵动 3 ～ 5 次。

2. 气海俞、大肠俞、关元俞直刺进针 2.0 寸，滞针后向上提动 3 ～ 5 次。

3. 承山、承筋、殷门、承扶穴直刺进针 2.0 寸，滞针后向下提动 3 ～ 5 次。施治后，即刻直腿抬高功能恢复正常（90°）。

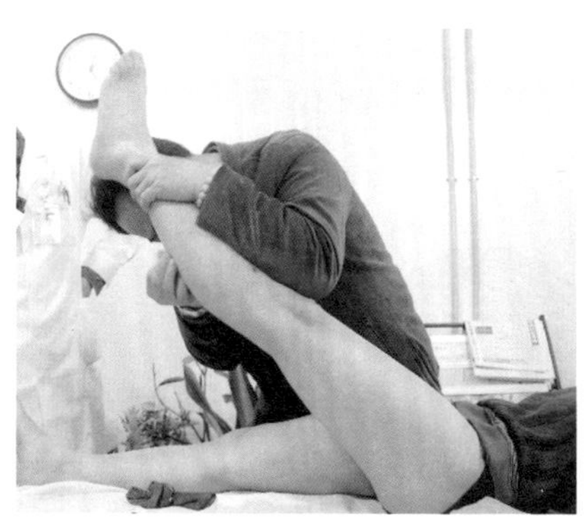

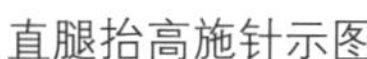
直腿抬高施针示图

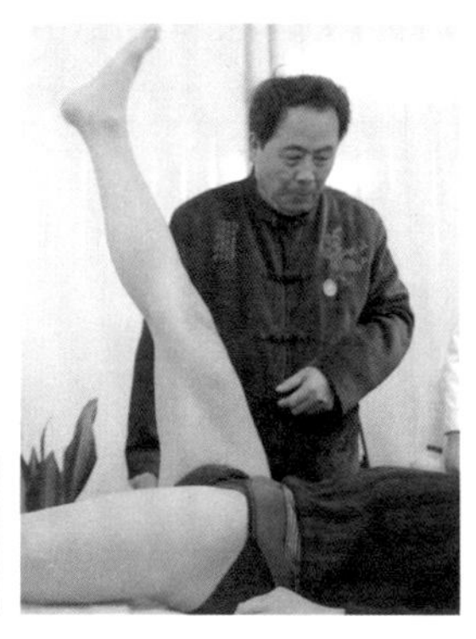

治疗后直腿抬高示图

讨论：临床中，因腰椎间盘突出症，或长期腰腿痛的患者直腿抬高试验常呈阳性反应（术后）。分析其原因，一是与腰部神经有关；二是炎性刺激有关；三是与肌肉痉挛有关。但主要与外邪阻络、气血瘀滞有关。通过对大量的直腿抬高试验阳性患者的治疗与长期观察，采用直腿抬高 4 针治疗法，即施治者握住患者踝关节，肘关节抵住患者膝关节并将患侧直腿抬高呈 15° ～ 30° ，快速将 2.0 寸滞针分别刺入膀胱经，承山、承筋、殷门、承扶四个穴位，每个针体滞针后向下牵动 3 ～ 5 次，即刻出针。显效率在 95% 以上。

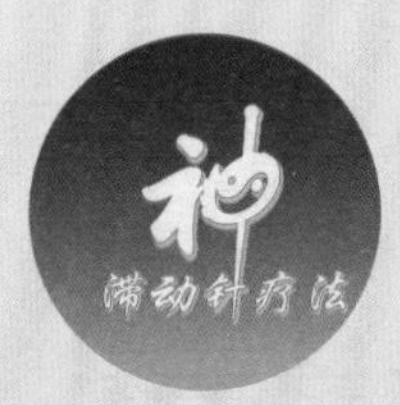
神
滞动针疗法

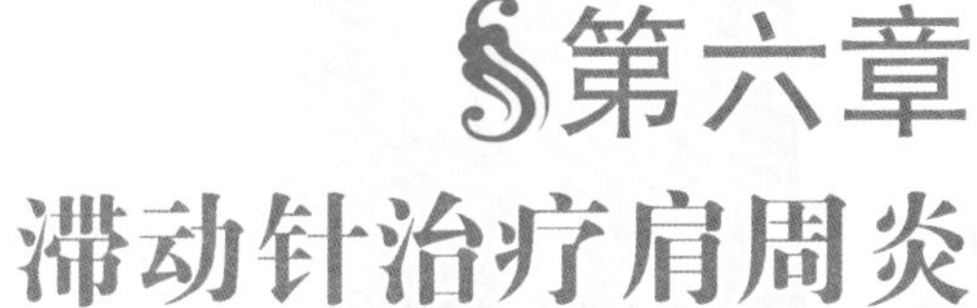

第六章

滞动针治疗肩周炎

第一节 概 述

肩周炎即肩关节周围组织炎，是发生于肩关节周围软组织的无菌性炎症。中医称之为“冻结肩”“五十肩”“漏肩风”“凝肩”“肩凝症”等。

广义的肩周炎指肩关节周围软组织任一部位的炎症，可分为以下类型：①肱二头肌长头腱炎和腱鞘炎；②喙突炎；③冈上肌腱炎，包括退行性、损伤性、钙化性等；④肩峰下滑囊炎；⑤冻结肩；⑥冈下肌腱炎；⑦小圆肌腱炎；⑧肩部纤维组织炎；⑨肩锁关节病变；⑩三角肌腱炎等。

狭义的肩周炎指肩关节周围广泛的无菌性炎症，以疼痛、粘连和运动功能障碍为主要症状。

一、致病因素

肩周炎大多发生在40岁以上的中老年人，这部分人群通常软组织发生退行性变，对各种外力的承受能力减弱，如长期过度活动、不良姿势等均可造成肩周炎；肩部急性挫伤、牵拉伤后治疗不当等也可造成本病。

从中医讲，肩周炎的发生常与体虚、劳损及风寒侵袭肩部等因素有关。基本病机是肩部经络不通或筋

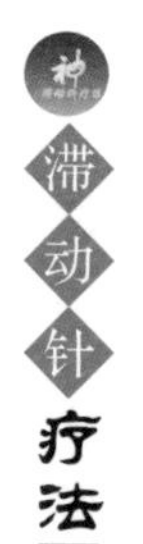

肉失于气血温煦和濡养。无论是感受风寒，气血痹阻，或过度劳作、外伤损及筋脉，还是年老气血不足，筋骨失养，皆可导致本病。

二、肩部经脉特点

手三阳、手太阴经与肩部密切相关，主要是因为这 4 条经的经筋分部于肩部，如手太阳经筋绕行肩胛部；手阳明经筋，结于肩峰部，分支绕肩胛部；手少阳经筋上肩部；手太阴肺经的经筋亦结于肩峰前方。其中手三阳经经脉亦通过肩部。

三、肩部生理特点

肩部是上肢运动的基础，它包括由肩胛骨、锁骨和肱骨通过韧带、关节囊和肌肉相互连接而形成的 4 个关节：肩肱关节、肩锁关节、胸锁关节和肩胛胸壁关节。其中肩周炎发生在肩肱关节。

肩肱关节(以下简称肩关节)是人体运动范围最大、最灵活的关节，可做屈、伸、收、展、旋内、旋外以及环转运动。肩关节的韧带有喙肩韧带、盂肱韧带和喙肱韧带，其中喙肩韧带为肩关节上部的屏障。

盂肱韧带位于关节囊内面，有限制关节外旋的功能。

喙肱韧带起于肩胛骨喙突的外缘，向前下部发出，在冈上肌与肩胛下肌之间与关节囊同止于肱骨大、小结节。桥架与结节间沟之下，为悬吊肱骨头的韧带。肱骨外旋时韧带纤维伸展，有约束肱骨外旋的作用。肱骨内旋时韧带纤维缩短，有阻止肱骨头脱位的功能。

四、肩部结构特点

肩关节由肱骨头与肩胛骨的关节盂构成。(图 6–1)

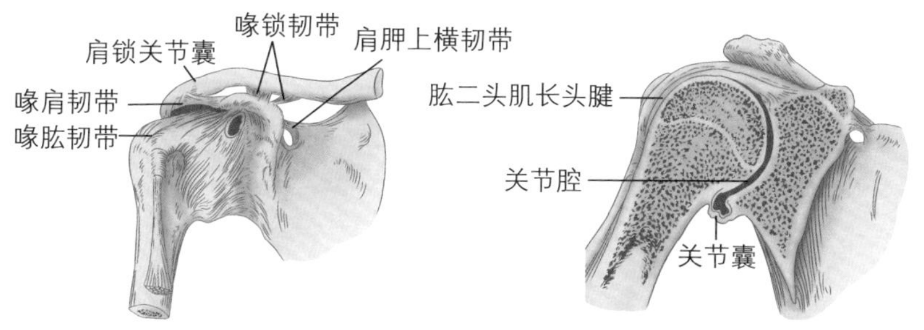

图 6–1 肩关节结构示意图

1. 肩关节囊薄而松弛，囊内有肱二头肌长头腱通过，经结节间沟出现于关节囊外。

2. 囊外有喙肱韧带、喙肩韧带和肌腱加强其稳固性。

3. 囊下部没有起加强作用的韧带和肌肉，最为薄弱。故肩关节脱位时，肱骨头常从下部脱出，脱向前下方。

4. 关节面大小相差较大，关节囊薄弱松弛，连接它的有 3 条韧带和肌腱，三角肌包裹在肩峰的 3 面。(图 6–2)

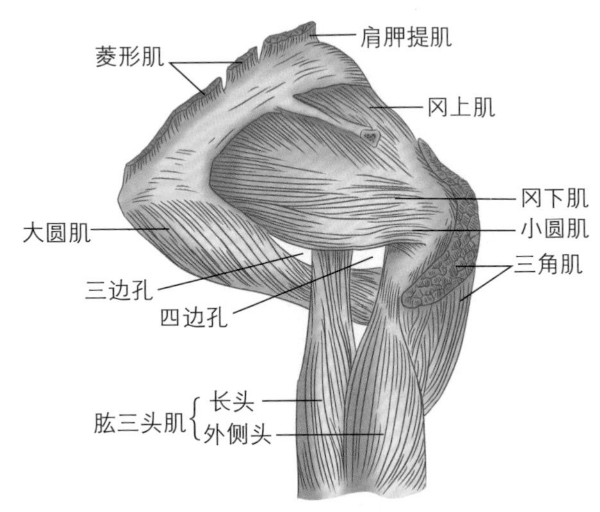

图 6–2　肩部肌肉示意图

第二节　肩周炎的治疗

一、临床表现

肩周疼痛、酸重，夜间为甚，常因天气变化及劳累而诱发或加重，患者肩前、后或外侧压痛，主动和被动外展、后伸、上举等功能明显受限，后期可出现肌肉萎缩。具体可分以下几种：

1. 疼痛以肩前外部为主且压痛明显，肩髃穴处疼痛或压痛明显，外展疼痛加重。

2. 疼痛以肩外侧部为主且压痛明显，肩髎穴处疼痛或压痛明显，外展疼痛加重。

3. 疼痛以肩后部为主且压痛明显，肩贞、臑俞穴处疼痛或压痛明显，肩内收疼痛加重。

4. 疼痛以肩前部为主且压痛明显，中府穴处疼痛或压痛明显，后伸疼痛加重。疼痛、功能障碍。

二、诊断

1. 臂外展与上举受限，主要是三角肌、冈上肌的问题。

2. 臂前屈与内收受限，主要是三角肌前部、喙肱肌、肱二头肌、胸大肌、背阔肌、小圆肌的问题。

3. 臂后伸受限，主要是三角肌后部、大圆肌、背阔肌的问题。

4. 臂外旋受限，主要是冈下肌、小圆肌的问题。

三、治疗

1. 治疗选位（图 6-3）

（1）大肠经：肩髃、曲池。

（2）胆经：肩井。

（3）三焦经：外关。

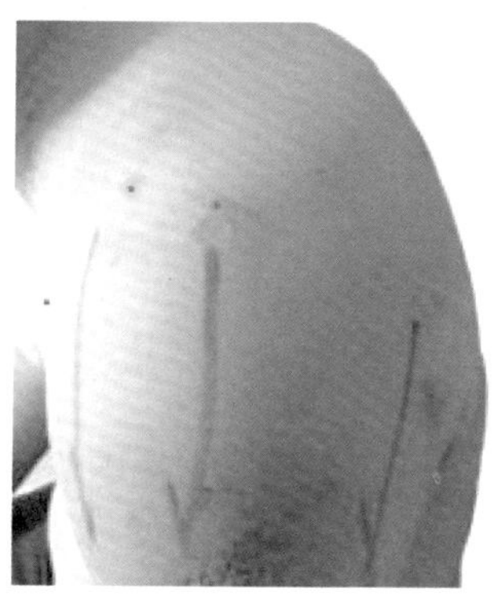

图 6-3　肩关节主要进针点

(4) 功能障碍点。

2. 刺法

(1) 肩三针：即肩髃、肩前、肩后。①肩髃穴斜刺进针 1.0 ~ 1.5 寸，行滞动针操作 3 ~ 5 次。②肩前（腋前线皱襞尽头上 1.0 寸）卧位时直刺进针，立位时水平进针，深 1.0 ~ 2.0 寸，行滞动针操作 3 ~ 5 次。③肩后（腋后线皱襞尽头上 1.5 寸）卧位时直刺进针，立位时水平进针，深 1.0 ~ 2.0 寸，行滞动针操作 3 ~ 5 次。

(2) 曲池穴直刺进针 1.0 ~ 1.5 寸，行滞动针操作 3 ~ 5 次。

(3) 肩井穴直刺（捏提进针）0.5 ~ 1.0 寸，或平刺（捏提进针，大椎方向）2.0 ~ 3.0 寸，行滞动针操作 3 ~ 5 次。

(4) 功能障碍点针刺。（图 6–4）

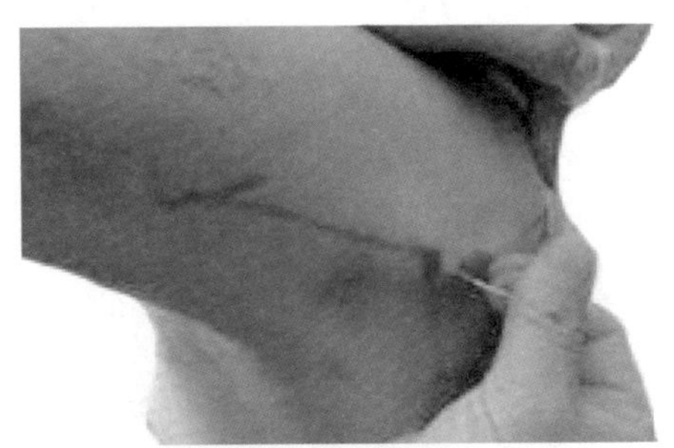

图 6–4　功能障碍点进针

3. 配穴及刺法

天宗、足三里、外关，常规针刺。

天宗、足三里、外关，常规针刺。

4. 功用

松解粘连组织，恢复肩部功能。在功能严重障碍时，尽量减少肩部运动量，随着治疗和肩部功能的不断改善，逐渐增加运动量。

四、病案举例

病案 1

潘某，女，58 岁，退休教师。

主诉：颈淋巴结核术后右肩不能上抬 30 年。

检查：右侧颈部，冈上肌处可见 8.0cm × 2.0cm 术后瘢痕。左转头时与右肩外展呈 30°，并不能做上举动作。

诊断：颈淋巴结核术后致右肩功能障碍。

治疗原则：疏通胆经、大肠经；冈上肌、三角肌粘连点动态松解。

主要选位：冈上肌瘢痕处、肩髃穴、肩胛骨内上角。

操作：

1. 冈上肌瘢痕处肩侧（相当于胆经肩井穴），向大椎方向平次进针 3.0 寸，滞针牵动 3 ～ 5 次，后改直提动针 3 ～ 5 次（平刺动针操作改直提动针操作，平刺动针主要作用于经、直提动针主要作用于穴，二者同一点进针，操作方法不同作用叠加又各异）。

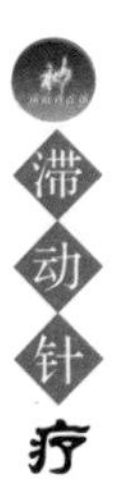

2. 肩髃穴直刺，向下进针 3.0 寸。滞针后斜向外上提动针体 3 ～ 5 次。

3. 肩胛骨内上角沿着横突尖（此处术后瘢痕）向风池方向透刺 3.0 寸，斜向后下牵动 3 ～ 5 次。

疗效：治疗即刻患者肩部即能外展，但持续时间只是瞬间（肌力下降所致）。经 2 次治疗后右肩外展、上举功能完全恢复。

讨论：该患者虽然病因（术后）明确，病程时间长、久治不愈，但病情不十分复杂，只是肩部外展功能受限（除外臂丛神经损伤）。基于上述病因、病情与肩部功能特点，仍考虑术后组织粘连，经络气血运行不畅所致。故采取术后瘢痕组织处直接施针以松解粘连组织，同时达到疏经通络恢复肢体功能之目的。

病案 2

孙某，男，52 岁，医师。

主诉：左肩疼痛伴功能障碍 3 年。

检查：左肩关节活动受限，外展角度 70°。肩峰（肩髃穴）、冈上肌（肩井穴）压痛，尤以背阔肌腋后线顶外 2cm 处张力大，压痛明显。

诊断：肩关节周围组织炎（冻结肩）。

治疗原则：解结化瘀通络。

主要选位：首选功能障碍点（粘连点），配肩髃穴、肩井穴。

操作：

1. 患者左上肢搭于施术者右肩上，功能受限部位（点）张力最大化，施术者左手搭于患者肩部固定，右手持针在功能受限点（粘连点）处直接进针。进针深度依病变层次深浅而定，动针幅度依病变组织粘连程度确定。

2. 肩髃穴直刺进针 3.0 寸，滞针后向外上提动针体 3 ～ 5 次。

3. 肩井穴向肩峰方向平次进针 3.0 寸，滞针后向后牵动针体 3 ～ 5 次。

疗效：针出粘连点即刻松解，外展功能受限得以恢复。

讨论：对于肩关节周围组织炎的治疗，临床中选取经络、穴位多以大肠经肩髃穴，胆经肩井穴，三焦经外关等穴。往往忽略其以外病灶点对肩关节功能的影响，导致治疗效果不明显、疗程延长。临床实践提示我们，提高临床治愈率与有效率，选择功能受限点（病灶点）直接施针可以达到事半功倍的效果。

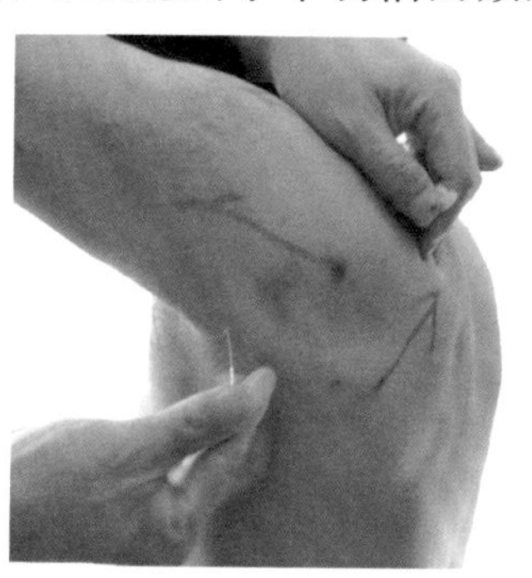

受限点施针

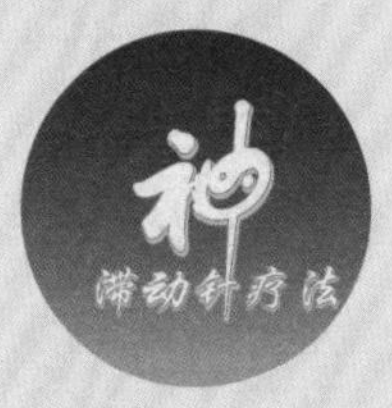
神
滞动针疗法

§第七章

滞动针治疗膝关节炎（滑囊炎）

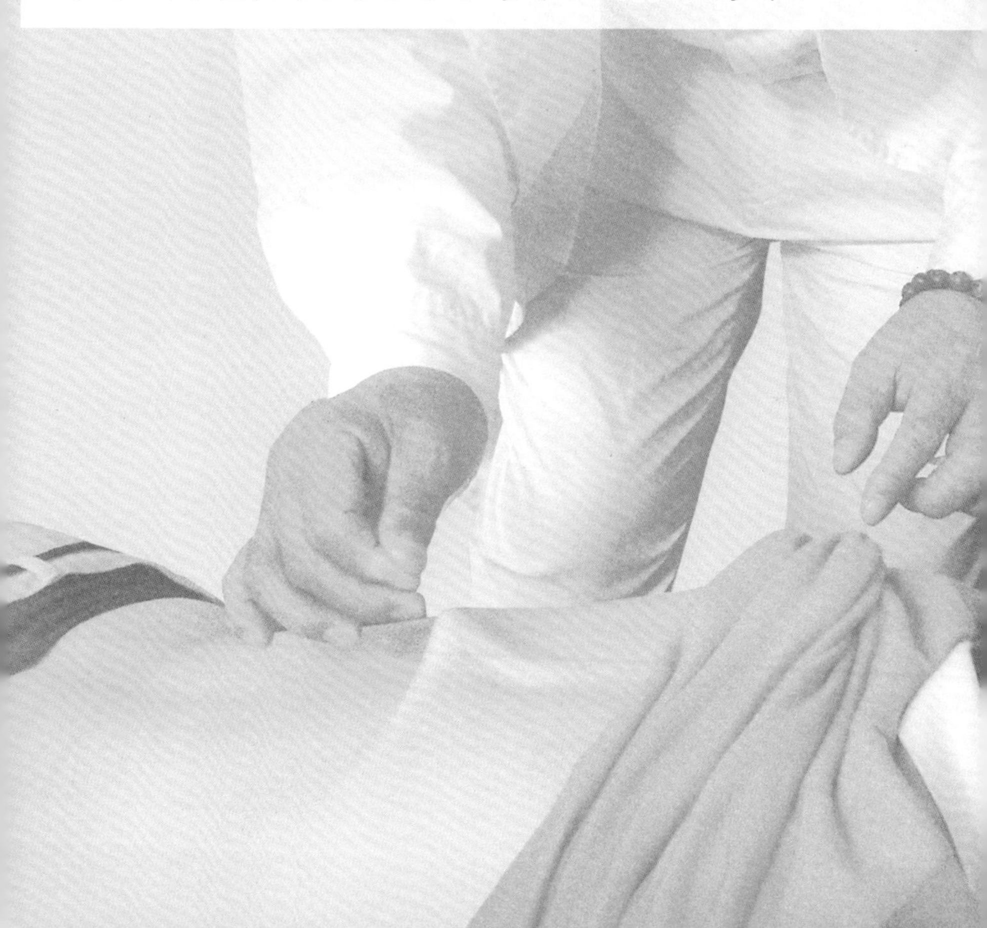

一、致病因素

膝关节炎一般由膝关节退行性病变、外伤、过度劳累等因素引起。以膝关节活动功能受限为主要临床表现，好发于45岁以上的中老年人，女性多于男性，可单侧发病，亦可双侧发病。

二、临床表现

主要症状有膝部酸痛、膝关节肿胀、膝关节弹响等。关节僵硬、发冷也是症状之一，以僵硬为主。劳累、受凉或轻微外伤而加剧，严重者会发生活动受限。

三、诊断

早期无明显功能障碍，后期可出现股四头肌萎缩，关节活动明显受限，甚至于半屈位强直。主要是关节滑囊、滑膜、韧带等受损。

四、治疗

1. 治疗选位（图7–1）

（1）胃经：梁丘、犊鼻。

（2）脾经：血海。

（3）鹤顶。

（4）髌韧带（髌骨下缘凹陷处）、股直肌肌腱、骨

外侧肌、股内侧肌等。

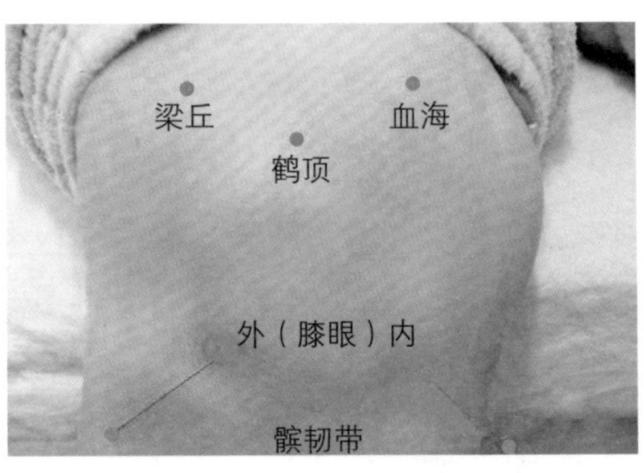

图 7–1　膝关节进针点示意

2. **刺法**

膝关节施针时，一般膝关节屈曲 90°。在病理情况，或屈曲功能受限时进针角度应根据功能情况而定。

(1) 鹤顶穴（髌骨上缘凹陷处平刺，向股直肌方向）进针 2.0 ～ 3.0 寸，行滞动针操作（向后）3 ～ 5 次，不出针，直提行滞动针操作 3 ～ 5 次。（图 7–2）

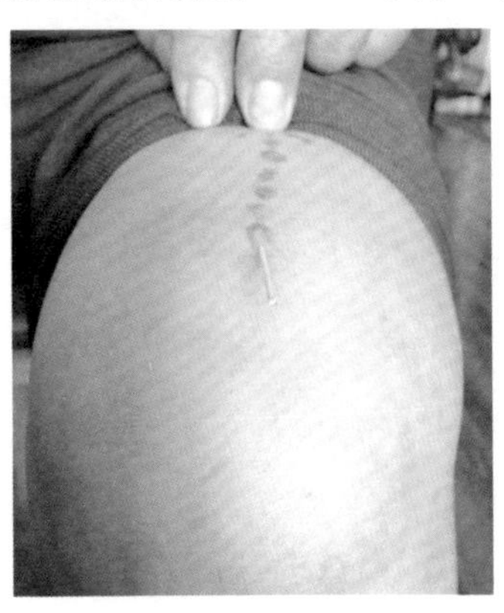

图 7–2　鹤顶穴平刺进针

（2）犊鼻穴斜向内上（血海穴）进针 1.0 ～ 1.5 寸，斜向后下方行滞动针操作 3 ～ 5 次；可透刺内膝眼。（图 7–3）

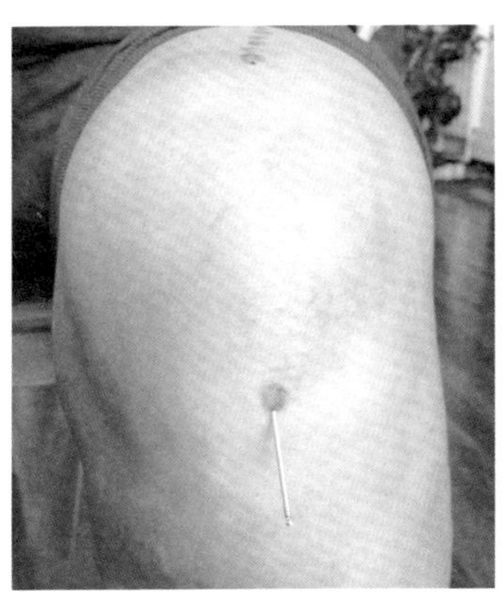

图 7–3　犊鼻穴斜刺进针

（3）髌韧带斜向上进针 1.5 ～ 2.0 寸，斜向后下方行滞动针操作 3 ～ 5 次；可透刺外膝眼、内膝眼。（图 7–4、7–5）

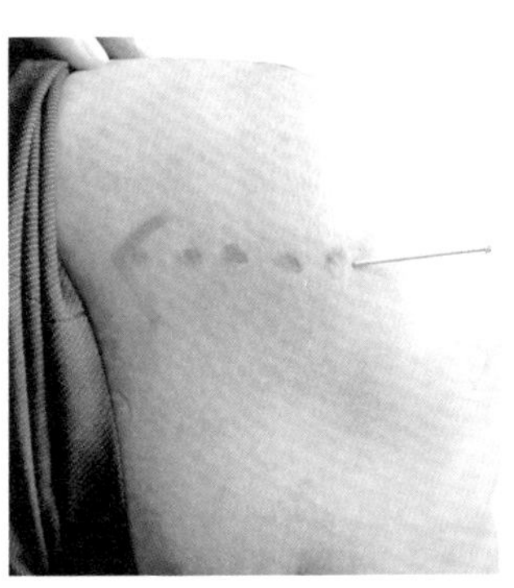

图 7–4　内膝眼平刺进针

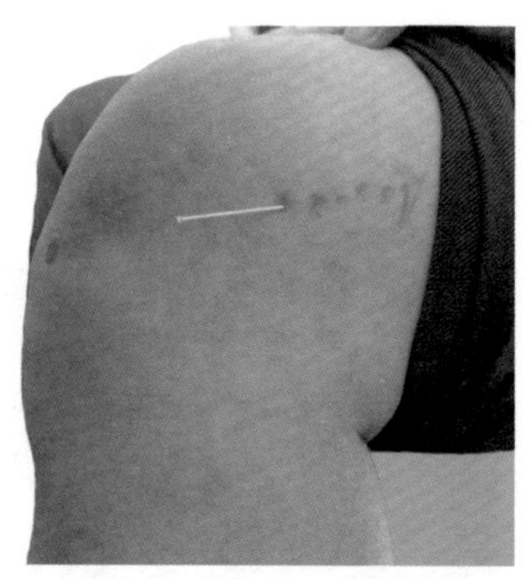

图 7–5　外膝眼平刺进针

3. 配穴及刺法

风市、足三里、阴陵泉，常规针刺。

4. 功用

松解劳损、退化的股直肌、股外侧肌、股内侧肌及髌韧带等，以恢复关节功能。

致膝关节疾病的因素很多，临床症状、体征表现各异。本疗法在临床应用中多采取定位（经络、解剖）、定点（穴位、损伤点、痛点、功能障碍点）施针治疗。特别是对因软组织损伤引起的膝关节肿胀、疼痛、功能受限，效果更加显著。

五、病案举例

刘某，女，65 岁，家庭妇女。

主诉：膝关节上下楼疼痛，屈曲困难 10 年。

检查：膝关节无红肿、变形、积液，髌骨上缘与髌骨下缘处压痛。膝关节 CT 检查无异常。

诊断：股直肌、髌韧带劳损。

治疗原则：散瘀通络。

主要选位：鹤顶穴、犊鼻穴。

操作：

1. 鹤顶穴平刺进针 3.0 寸，向后牵动 3 ～ 5 次，后改为直提动针 3 ～ 5 次。

2. 犊鼻穴斜向后上进针 2.0 寸（穿过膝横韧带），斜向后下牵动 3 ～ 5 次。

讨论：针刺鹤顶穴的同时对股直肌、肌腱劳损、粘连具有良好的减压松解作用，针刺犊鼻穴的同时对髌韧带、膝横韧带具有良好的减压松解作用。大量的临床治疗验证，此针法治疗因股直肌、股直肌韧带；髌韧带、膝横韧带劳损导致膝关节功能障碍具有很好的治疗作用。即刻疗效显著，远期疗效稳定，治愈率在 95% 以上。

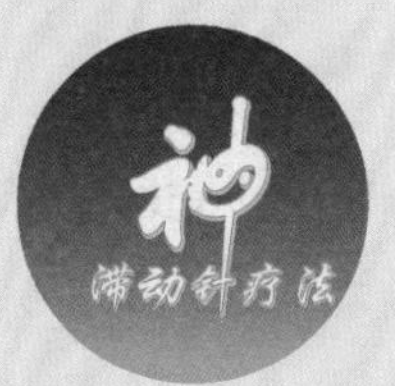
神
滞动针疗法

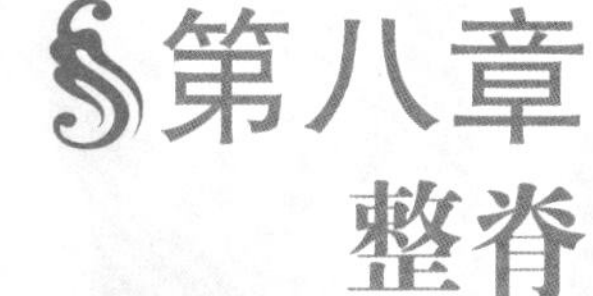

第八章 整脊

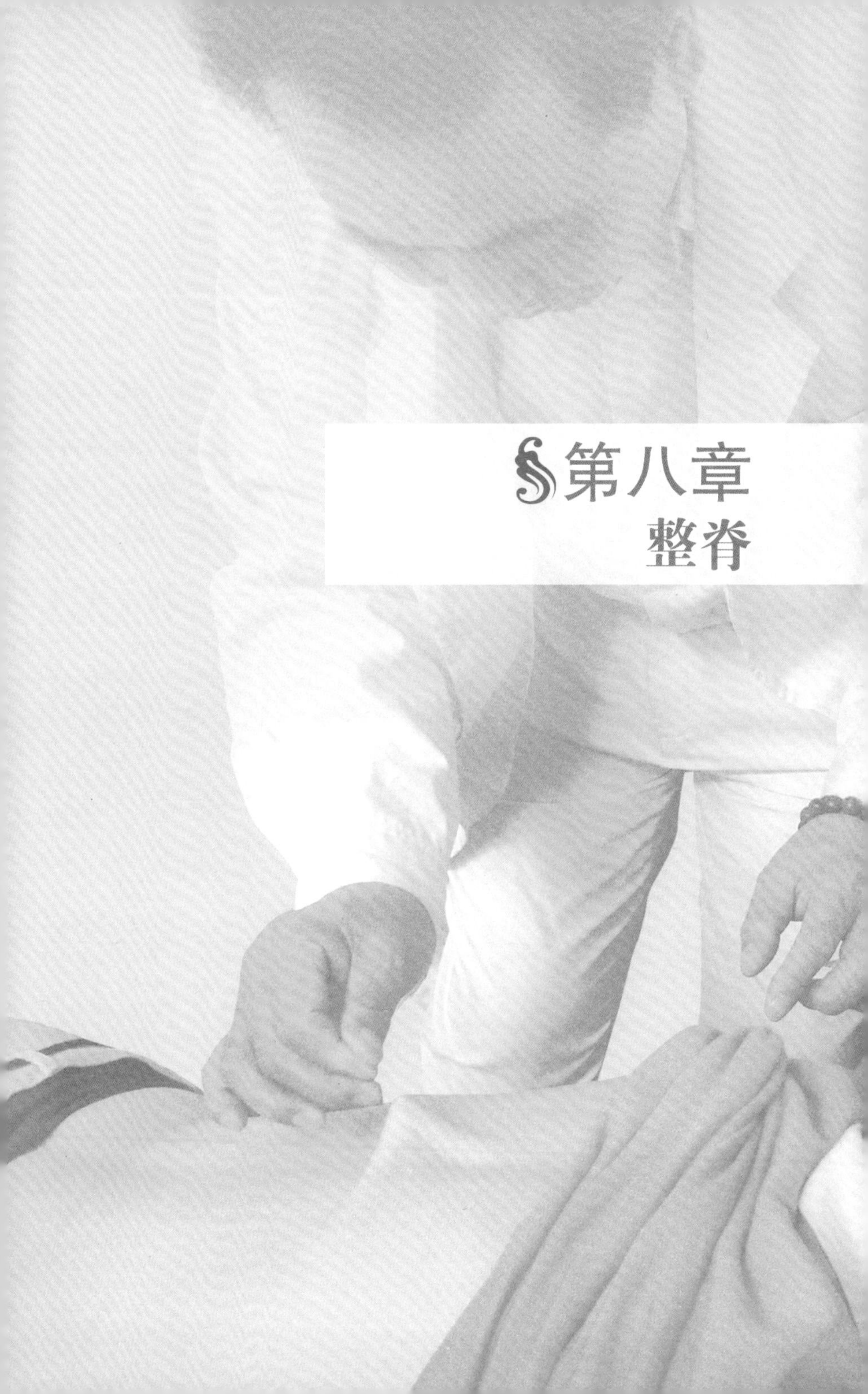

一、检查

1. 视觉检查

脊柱形态是否正直，有无弯曲（侧弯）；椎体排列是否整齐，棘突有无凸凹变化。

2. 触觉检查

术者用拇指桡侧指腹（单指或双指），呈“八”字形，沿脊柱纵轴由上而下，左右触摸按压，以了解椎旁（夹脊穴）、横突尖（膀胱经腧穴），并棘突（棘上韧带）、棘突间隙（督脉诸穴）的肌肉、韧带、筋膜、深部组织有无变厚、僵硬、挛缩、结节、条索与压痛。正常情况下，棘突侧缘连线应与脊柱中心线平行，各脊椎棘突上下角的连线和各棘突上下角的连线应与脊柱中心线重叠。当棘突偏歪时，患椎棘突上下角连线偏离脊柱中心线，棘突侧缘向外成角，此时患椎棘突旁会有明显压痛。

二、治疗目的和原则

整脊，是通过动态施针与患者主动的躯体运动相配合，完成对脊柱、椎体本身及周围软组织的相关疾病的调理与治疗。

临床应用的目的与意义：一是通经络（足太阳膀胱经、督脉为主），并增加经络、组织气血灌注与流量；

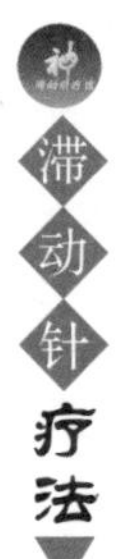

二是松解减压，促进代谢，恢复组织弹性与功能；三是纠正脊柱受力失衡，复原筋骨位置（筋出槽、骨错缝）；四是利用生物力学原理，实现无痛、安全整脊；五是整肌与调椎同步，获得双重效应。

施治原则如下：

1. 动态调理。即动态施针与患者主动运动相配合。

2. 以经络、穴位调理为主（膀胱经腧穴，夹脊穴）。

3. 整体与局部调理相结合。

4. 远端与近端调理相结合。远端调理经络，近端调理穴位、病灶。

5. 先调健侧，后调患侧，交叉调理。

三、操作方法

1．俯卧式整脊

俯卧式整脊是指患者俯卧在治疗床上实施动态施针的方法。具体操作方法如下：

（1）体位：患者俯卧在治疗床上。

（2）选位：以足太阳膀胱经及其腧穴和夹脊穴为主。

（3）定位：膀胱经，远端多定位在承山穴，近端多定位在与病变相关的腧穴；如颈椎侧弯选大柱，胸椎侧弯选肺俞，腰椎侧弯选大肠俞等腧穴。督脉多定位在大椎穴（第7颈椎棘突下缘）、长强穴（尾骨上1

寸取之)。夹脊穴多定位在与病变相关的对应部位。此外还有阿是病变部位与功能障碍部位。

(4) 施针：选取 3.0 寸滞针，承山穴平刺进针，透向承筋穴 3.0 寸。

(5) 操作：在行动针的同时，嘱患者主动摆动躯体（左右），摆动度大小，依患者病情及耐受为度。（图 8-1、8-2）一般反复操作 3 遍。每 3 天治疗 1 次，5 次为 1 个治疗周期。

(6) 要求与注意事项：①全身放松，暴露脊柱；消除紧张情绪。②辨证选位、定位，力争准确；③动针操作强度与患者躯体摆动范围大小，应以患者病情需要及个体差异而定，以适度为原则。④选取腰背部腧穴行针时，应捏提平刺进针，直提动针。

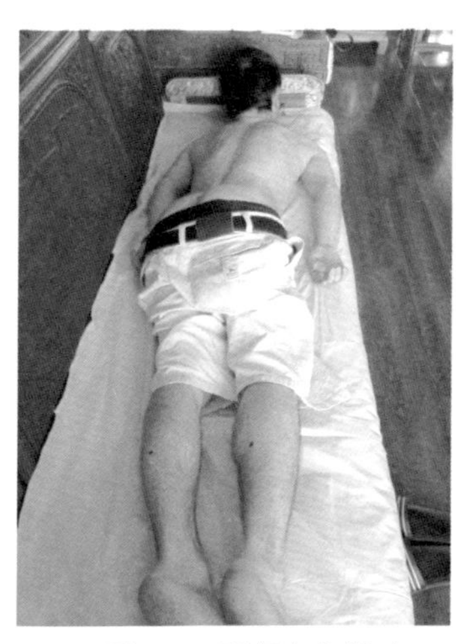

图 8-1　腰部向左摆动

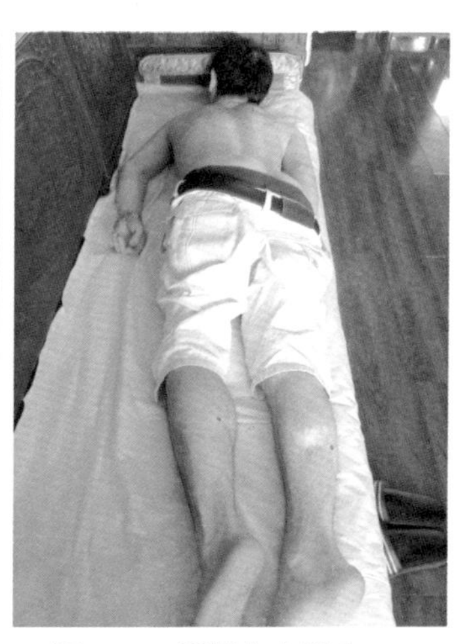

图 8-2　腰部向右摆动

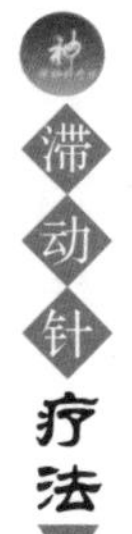

2．站立式整脊

站立式整脊是指患者站立体位实施动态施针的方法。具体操作方法如下：

（1）患者自然、放松站立，双手外展（齐肩）平举。

（2）先调整健侧经络、穴位，后调整患侧经络、穴位。因患侧经络、穴位、软组织病变，如僵硬、痉挛、粘连等导致健侧经络气血运行、软组织功能处于代偿状态，所以先调理和治疗健侧，不仅可以解除或改善健侧经络、穴位，软组织功能的代偿状态，同时还可以促进和改善患侧经络的疏通，调整病变软组织功能状态。

（3）交叉调理。左侧腰部病变时，施针右下肢承山穴时，腰部向左侧转动，再向右侧转动；右侧腰部病变时，施针左下肢承山穴时，腰部先向右侧转动，再向左侧转动。（图 8–3、8–4）

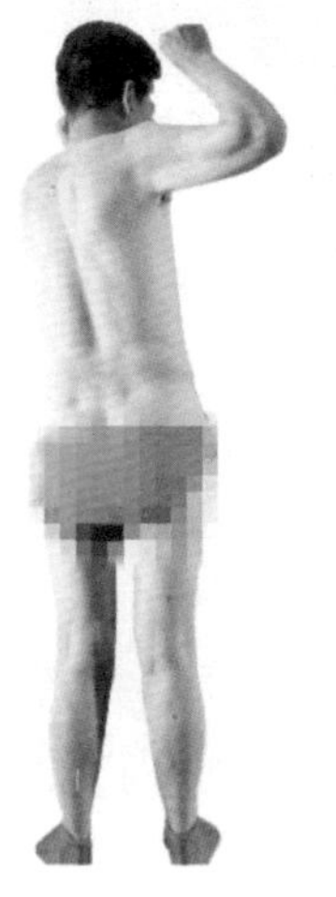

图 8–3　腰部向右侧转动

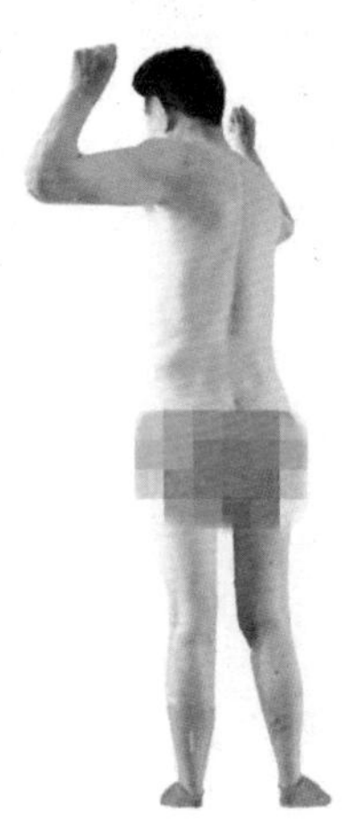

图 8–4　腰部向左侧转动

（4）选取 3.0 寸滞针，承山穴（足太阳膀胱经）平刺进针 3.0 寸，透向承筋穴。滞针后，即刻施以动针操作，并嘱患者深呼吸，同时做转体运动，转体角度与呼吸深度视患者病情、耐受为定。一般动针操作与腰部转动反复 3 次（完成左右两个方向的转动为 1 次）。3 天治疗 1 次，5 次为 1 个治疗周期。

（5）注意事项：年老体弱与病情较重者，及不适合站立姿势者，慎用或禁用。

四、病案举例

付某，男，38 岁，山西人。

主诉：腰痛、颈痛 10 年，吞咽困难 3 个月。

检查：颈前屈 5°，后伸 5°，左右转动 5°；腰前屈 10°，后伸 10°，左右转动 10°；颈部肌肉僵硬、压痛明显；腰部肌肉僵硬、压痛以骶髂关节与腰椎 4 ~ 5 夹脊为重。

诊断：强直性脊柱炎。

治疗：补肾强腰、调和气血、舒筋通络。

治疗选位：颈 2、3、4 夹脊穴和相应的棘突旁开 1.5 寸处，尾骨尖上 1 寸处、命门穴、第 7 颈椎棘突上缘，足太阳膀胱经相关腧穴。

操作：首先解决吞咽困难的问题，选取颈 2、3、4 夹脊穴直刺，深 1.0 ~ 1.5 寸（捏提进针法），行动态

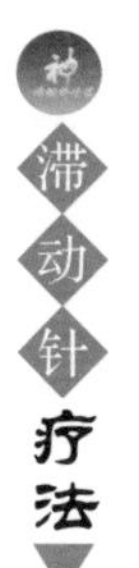

施针。同时选取与夹脊穴对应的棘突旁开 1.5 寸处（膀胱经）为进针点，直刺 1.0 ~ 1.5 寸（捏提法进针），行动态施针。

第二天就诊时，患者自诉吞咽困难明显得到缓解，后采用以下针刺操作：

1. 选取督脉诸穴，每次治疗一般选取 3 ~ 5 个穴位。①选取尾骨尖上 1 寸处（长强穴延长点）进针，3.0 寸滞针沿骶骨正中脊向上平刺，滞针后斜向前上提动针体行动态操作 3 ~ 5 次；②命门穴直刺进针，深 0.5 ~ 1.5 寸，滞针后直提动针 3 ~ 5 次；③第 7 颈椎棘突上缘用 3.0 寸滞针向枕骨大孔方向平刺进针（止于枕骨大孔下 1.0 寸处），滞针后向后下牵动针体 3 ~ 5 次，之后改变针体方向，即将针体斜向前上提动 3 ~ 5 次，目的是将动针针感直接作用于大椎穴及周围组织。

2. 选足太阳膀胱经诸穴。一般对应选取大肠俞穴、气海俞穴、关元俞穴（均为双侧），直刺深 1.0 ~ 1.5 寸，滞针后提动针体动针 3 ~ 5 次；远端取承山穴用 3.0 寸滞针平刺透向承筋穴，行动针操作时嘱患者同步做全身摆动 3 ~ 5 次（摆动度以患者耐受为准），目的是激发足太阳膀胱经与肾气生发，强筋健骨并恢复脊柱力学平衡功能，即产生整脊效应。

3. 夹脊诸穴，主要取腰夹脊与颈椎夹脊穴（双侧）

动态施针为主。采取直刺进针，深 1.5 ～ 2.0 寸（若进入椎管，针尖会有落空感，此时需将针体向上提一提，即针尖退针出椎管后方可行动针操作），滞针后行动针操作 3 ～ 5 次。动态施针夹脊穴的目的是帮助督脉阳气生发，同时解决椎体间隙韧带与多列肌与回旋肌僵硬、钙化、气血不足等问题，即化瘀、行气、通络。

疗效：经 5 次调理，颈、腰转动灵活程度明显改善；颈腰部、骶髂关节处肌肉僵硬明显改善，压痛基本消失。

讨论：强直性脊柱炎病因不明。病变主要累及中轴骨骼，呈进行性发展的全身性疾病。病变部位始发生于骶髂关节、腰背部、颈椎乃至整个脊柱病变与功能障碍。疼痛、僵硬呈进行性加重乃至脊柱功能丧失。中医认为，此病由于肾虚、督寒邪壅、肝肾气两虚所致。因此，治疗时在强调补肾强腰的同时，注重经络气血的调和，以及疼痛点（炎性反应点、结节、条索）与功能障碍点（粘连、钙化点）的局部治疗。

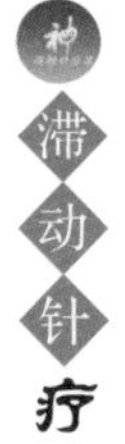

附录：典型病案

病案 1

赵某，女，36 岁，教师。

主诉：右侧面瘫 3 年。

诊断：周围性面神经麻痹。

治疗原则：温经散寒，疏经通络。

操作：取患侧下关透刺地仓穴，斜向后上提动 3 ～ 5 次。远端选健侧合谷穴直刺 0.5 ～ 1.0 寸。行滞动针操作 3 ～ 5 次，经 1 次治疗（右侧）面部瘫痪得到明显改善。

讨论：滞动针疗法治疗周围性面神经麻痹最显著的特点是：选点（穴位）少，作用面大，并可根据治疗部位的需要随时调整针体的运动方向，以减少针具的使用量及进针点多、痛苦大等弊端。

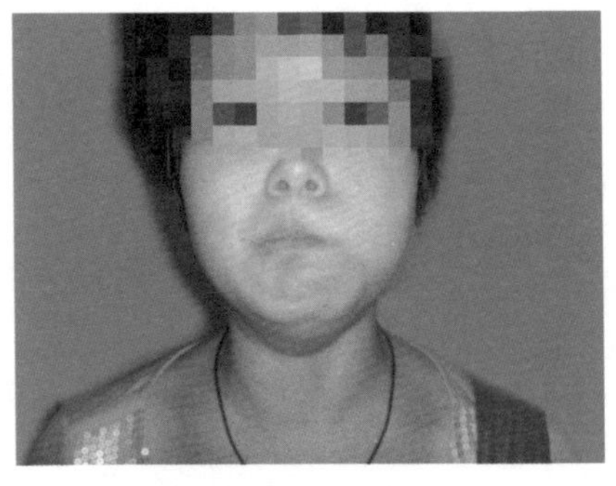

面瘫（右）治疗前示图

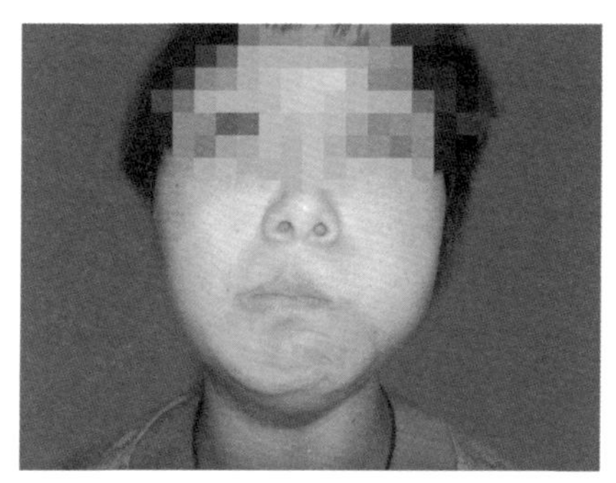

面瘫（右）治疗后示图（即刻）

病案 2

王某，女，68 岁，退休干部。

主诉：便秘 8 年。

诊断：便秘。

治疗：取双侧天枢穴直刺 1.0 ～ 1.5 寸。行滞动针操作，隔日 1 次。

疗效：治疗 1 次后肠鸣音增强，治疗 2 次后开始排便，治疗 5 次后每天排便 1 次。

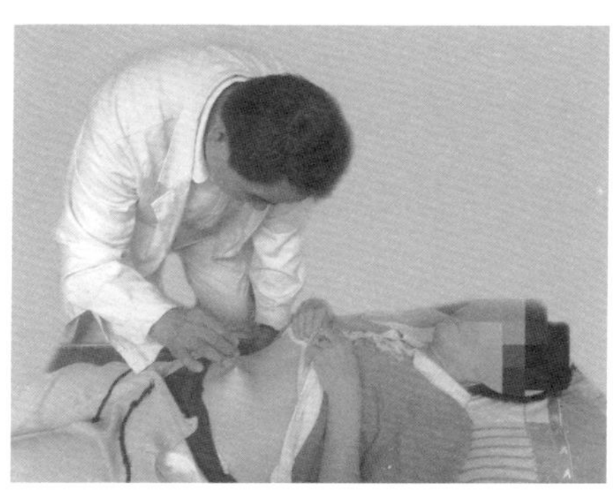

天枢穴动针示图

讨论：习惯性便秘，在天枢穴行滞动针疗法，是通过动态调理（刺激）阳明胃经，使瘀滞的胃气畅通而便下。

病案 3

赵某，男，50 岁，南京市人，汽车司机。

主诉：脊柱侧弯 10 年，无临床症状。

诊断：脊柱侧弯

治疗：滞动针动态整脊。

方法：俯卧位、全身放松。

施针选位：取双侧膀胱经承山穴（先左后右）3.0 寸滞针平刺进针，透向承筋穴。滞针后向后下牵动针体行动态操作，施针者左手捏提施针部位组织行辅助捏提运动，并嘱患者同时做脊柱左右摆动（摆动度大小以患者适宜为准）反复操作 3 ～ 5 次（右侧操作同左侧）；督脉取尾骨尖上 1 寸处进针，3.0 寸滞针沿骶骨正中脊平刺大椎方向，嘱患者左右摆动脊柱（摆动度大小以患者适宜为准），反复操作 3 ～ 5 次。

此患者脊柱侧弯只做一次矫正即刻恢复为正常，如下图所示。

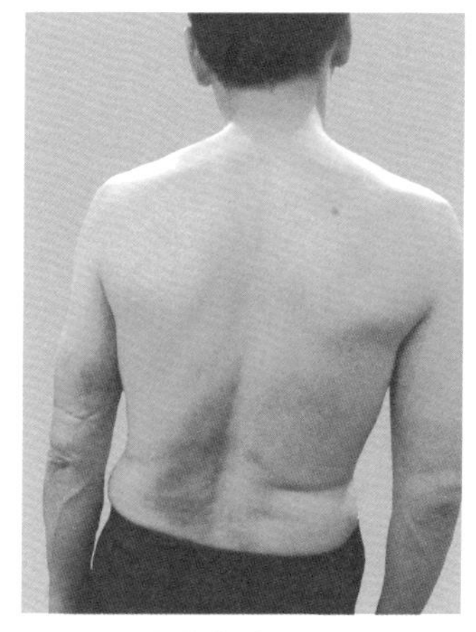

脊柱侧弯示图

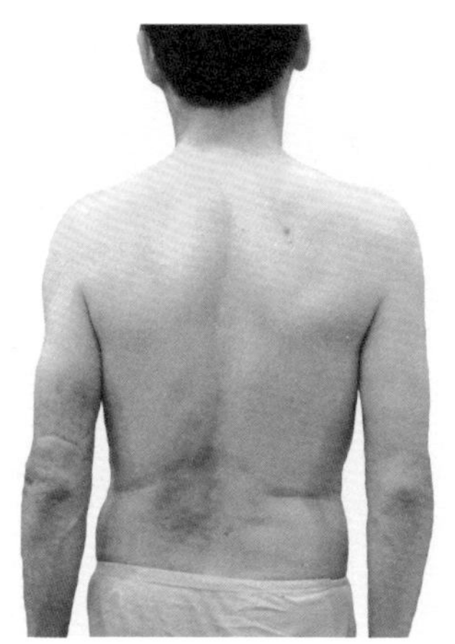

整脊后效果示图（即刻）

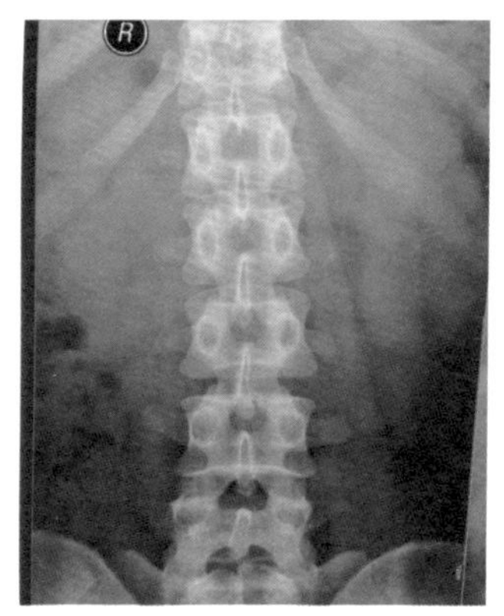

整脊前脊柱侧弯示图

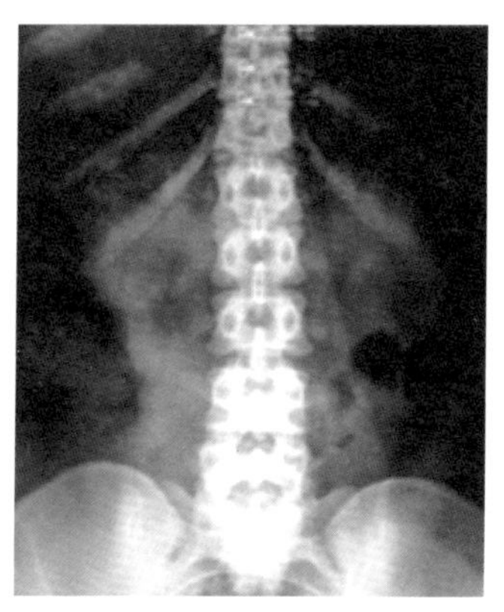

整脊后（3 次）脊柱矫正效果示图

讨论：脊柱侧弯，临床常见，且发病原因诸多，整脊方法各异。

就滞动针疗法整脊而言，是通过动态施针来达到经络从不通到通畅，气血从瘀滞到运行，肌肉组织从僵硬、挛缩的病理现象向生理现象转化后阴阳、气血、

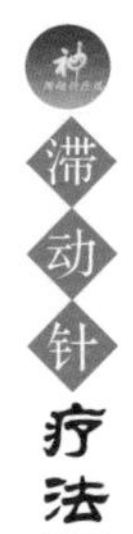

力学的平衡过程。

病案 4

陈某，女，42 岁，职员。

主诉：腰痛、宽关节痛伴腿痛，行走不便 40 年。

检查：站立左侧倾斜 15°，双侧行股骨头复位术后，腰前屈、后伸、左转右转 10° 左右，“剪刀”步态、跛行，站立式左脚跟距地面 8 厘米左右（悬空）。X 线片显示第 4、5 腰椎错位，骨盆向左倾斜 15° 左右，左股骨向内倾斜 15° 左右。

诊断：原发性髋关节发育不良，股骨头半脱位。

治疗原则：通经络，化瘀行气。

操作：

1. 腰部，督脉尾骨上 1.0 寸处（长强穴延长点）进针，沿骶骨正中脊平刺 3.0 寸行动态施针；夹脊穴直刺深 1.5 ~ 3.0 寸，行动态施针；膀胱经，气海俞、大肠俞、关元俞穴直刺深 1.5 ~ 3.0 寸，行动态施针。

2. 髋关节处，股骨大转子上凹陷处为第一进针点，直刺 3.0 寸；第二进针点为第一进针点左右各旁开 1.5 寸处，针尖稍向内侧进针，深 3.0 寸。

3. 下肢配穴，髀关、足三里穴、环跳、风市、阳陵泉、殷门、委中、承山。

疗效：每日治疗 1 次，经 5 次治疗后患者自觉疼痛症状明显减轻，剪刀步消失，左侧髋关节与股骨角度明显改善，两髂嵴高度基本平行，站立时左足跟着地。

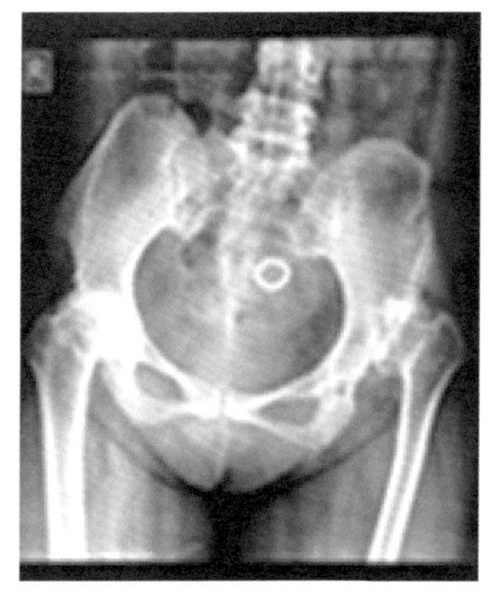
治疗前示图

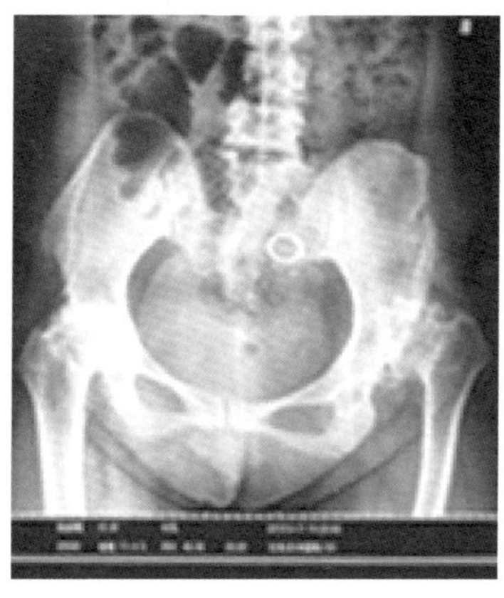
治疗 5 次后示图

病案 5

刘某，女，56 岁。

主诉：背部不适 30 年，伴胸闷憋气 20 年。

检查：背部如驼峰，皮肤呈暗红色，压之较正常组织僵硬。从颈 2 开始，左右在两肩峰之间、下至胸腰部，呈上宽下窄倒三角形。

诊断：大椎脂肪垫（俗称富贵包）。

治疗：行气化瘀，疏经通络。

治疗选位：第 7 颈椎棘突上缘，尾骨尖上 1 寸，肺俞穴（双侧）。

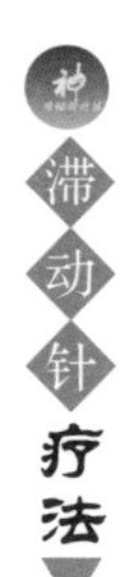

操作：第 7 颈椎棘突上缘，沿棘突上缘向枕骨大孔方向平刺进针 3.0 寸，斜向后下牵动 3 ～ 5 次，后手法改为直提动针 3 ～ 5 次；尾骨尖上 1 寸，沿骶骨正中脊向枕骨大孔方向平刺进针 3.0 寸，斜向后下牵动 3 ～ 5 次，后手法改为斜向前上行动态施针 3 ～ 5 次。肺俞穴用 3.0 寸滞针平刺透向大杼穴。

讨论：由于背部隆起的时间较久，导致督脉、膀胱经长期瘀堵、气血运行不畅，乃至脏腑功能相对下降。因此治疗以疏经通络，活血化瘀为治则。治疗时当针体在大椎上进入督脉后，隆起的颈部如同撒了气的皮球即刻变软、变小，皮色变红润，温感明显改善；当针体从肺俞穴透向大杼穴以后背部隆起也随之变小。这种即刻效果是我们与患者意向不到的。

治疗两次对比，见下图。

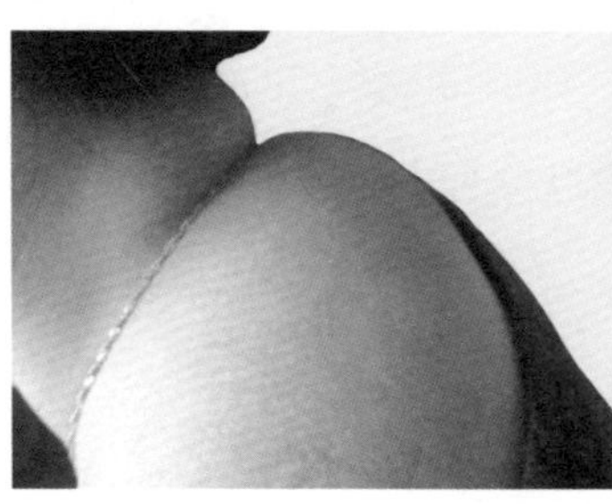
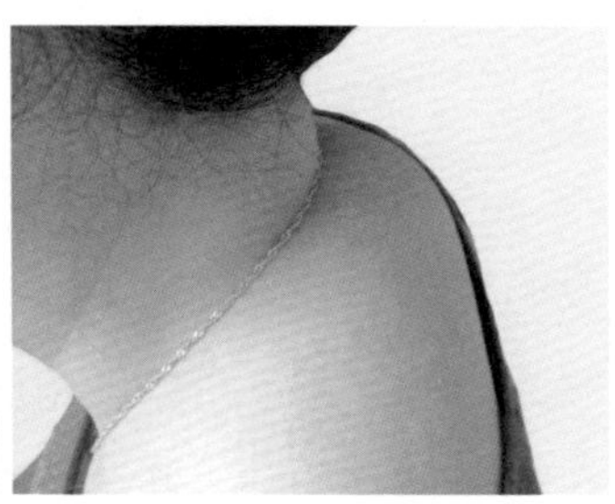

病案 6

赵某，女，37 岁，职员。

主诉：痛经 5 年，小腹、乳房胀满。

检查：面容憔悴，小腹触诊寒凉、压痛；腰、骶部寒凉，以骶部为重。

诊断：痛经（寒性）。

治疗：温经、散寒、化瘀。

治疗选位：首选督脉、膀胱经（八髎穴），配肝经太冲穴、脾经三阴交穴。

操作：

1. 首选督脉腰阳关穴，平刺进针（沿着骶骨正中脊）向长强穴方向透刺 3.0 寸。滞针后向后上牵动 3 ~ 5 次，或产生热感后即刻出针。

2. 大肠俞穴（双侧）平刺进针（透过关元俞穴、八髎穴）向长强穴方向透刺 3.0 寸，滞针后向后上牵动

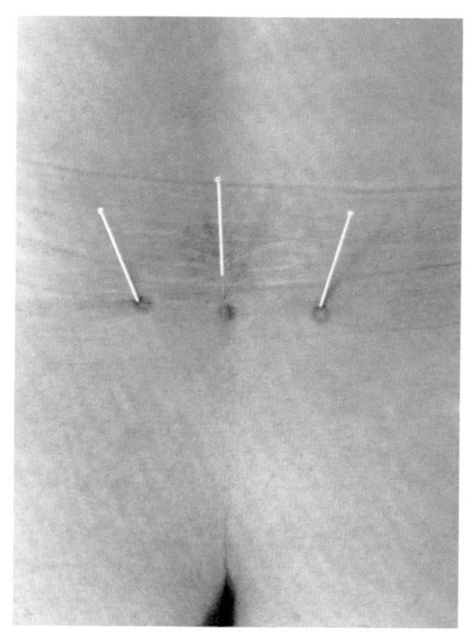

腰阳关、大肠俞平刺进针图

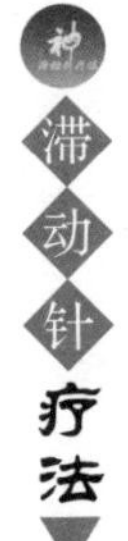

3 ~ 5 次，或产生热感后即刻出针。

3. 太冲穴、三阴交穴，直刺 1 ~ 1.5 寸，动针 3 ~ 5 次后即刻出针。

讨论：一般情况下，痛经多为寒痹。应用滞动针疗法治疗痛经是因为，行动针操作时治疗部位的经络、穴位即刻产生温热效应（掌心可感觉到有蒸气在上升）。由于温热效应的产生与作用，经络因得热而寒散，得温而化瘀除痹。

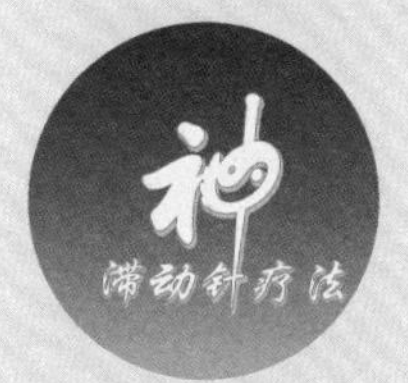
神
滞动针疗法